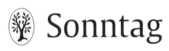

Biochemie für Heilpraktiker

Grundlagen der Stoffwechselerkrankungen

Petra Schneider

Mit 60 Abbildungen und 14 Tabellen

Sonntag Verlag · Stuttgart

Bibliografische Information Der Deutschen Bibliothek
Die Deutsche Bibliothek verzeichnet diese Publikation
in der Deutschen Nationalbibliographie; detaillierte
bibliografische Daten sind im Internet über
http://dnb.ddb.de abrufbar

Anschrift der Verfasserin:
Dr. rer. nat. Petra Schneider
Carl-Benz-Straße 5
65232 Taunusstein

33 meist zweifarbige Zeichnungen und Tabellen
von Frau Ruth Hammelehle, 73230 Kirchheim

Wichtiger Hinweis: Wie jede Wissenschaft ist die
Medizin ständigen Entwicklungen unterworfen. For-
schung und klinische Erfahrung erweitern unsere Erkenntnisse, insbesondere was Behandlung und medika-
mentöse Therapie anbelangt. Soweit in diesem Werk
eine Dosierung oder eine Applikation erwähnt wird,
darf der Leser zwar darauf vertrauen, dass Autoren,
Herausgeber und Verlag große Sorgfalt darauf verwandt
haben, dass diese Angabe **dem Wissensstand bei Fer-
tigstellung** des Werkes entspricht.

Für Angaben über Dosierungsanweisungen und
Applikationsformen kann vom Verlag jedoch keine Ge-
währ übernommen werden. **Jeder Benutzer ist ange-
halten,** durch sorgfältige Prüfung der Beipackzettel der
verwendeten Präparate und gegebenenfalls nach Kon-
sultation eines Spezialisten festzustellen, ob die dort
gegebene Empfehlung für Dosierungen oder die Beach-
tung von Kontraindikationen gegenüber der Angabe in
diesem Buch abweicht. Eine solche Prüfung ist besonders wichtig bei selten verwendeten Präparaten oder
solchen, die neu auf den Markt gebracht worden sind.
**Jede Dosierung oder Applikation erfolgt auf eigene
Gefahr des Benutzers.** Autoren und Verlag appellieren
an jeden Benutzer, ihm etwa auffallende Ungenauigkei-
ten dem Verlag mitzuteilen.

© 2003 Sonntag Verlag in
MVS Medizinverlage Stuttgart GmbH + Co. KG

Printed in Germany 2003

Umschlaggestaltung: Thieme Verlagsgruppe
Umschlaggrafik: Martina Berge, Erbach, mit einem Foto
von PhotoDisc, Inc.
Fotografien im Text von Julia Schaub
Satz: Fotosatz Sauter GmbH, Donzdorf
Druck: Gulde, Tübingen
Grundschrift: 8.75/11p (CorelVENTURA)

ISBN 3-8304-9042-9   1 2 3 4 5 6

Inhaltsverzeichnis

Vorwort

Diese Einführung in die „Biochemie für Heilpraktiker" entstand vor dem Hintergrund meiner eigenen Ausbildungserfahrung als Diplom-Chemikerin und Heilpraktikerin mit dem Ziel, einen umfassenden Einblick für eine fundierte Ausbildung und praxisnahe Anwendung zu geben.

Es soll den/die HeilpraktikeranwärterIn während der Ausbildung als Lehrbuch begleiten und als Sammlung von Basiswissen helfen, die Zusammenhänge in den verschiedenen medizinischen Bereichen zu verstehen. So werden Grundbegriffe der Chemie und Biochemie, wie zum Beispiel der Säure-Basen-Begriff, **Stoffwechselvorgänge,** Aufbau und Umsetzungen an Zellmembranen, veranschaulicht.

Es ist wichtig, bestimmte Zusammenhänge zu kennen, z.B. wie es einem Organismus gelingt, mit Hilfe von Enzymen chemische Umsetzungen ablaufen zu lassen und so Energie gewinnt und chemische Stoffe synthetisiert, die er zum Aufbau benötigt.

Der nicht naturwissenschaftlich vorgebildete Leser bekommt Zugang zu den medizinischen Grundlagen und erhält so die Voraussetzung für eine effizientere und umfassendere Heilpraktikerausbildung.

Für eine gute Übersicht sorgt die Gliederung der Kapitel und Themen in
▶ Definition
▶ Herleitung
▶ Beispiele
▶ Bedeutung

Dadurch wird das Nachschlagen von Informationen erleichtert, wenn zum Beispiel nicht jedes Detail sondern nur die zusammengefasste Definition gefragt ist, oder unter „Bedeutung" nur die medizinische Anwendung und die praktische Bedeutung gesucht wird.

Der **Fragenkatalog** unterstützt den Lernprozess und hilft bei der Prüfungsvorbereitung.

In der Praxistätigkeit dient dieses Buch als **Nachschlagewerk**, wenn in Fachartikeln Begriffe oder Prozesse dargestellt werden, die im Detail nicht immer gegenwärtig sein können. Es werden viele Informationen gegeben, zum Beispiel über Vitamine und Spurenelemente als Coenzyme, die am Anfang der Tätigkeit eine wichtige Unterstützung darstellen.

Taunusstein,   Hp Dr. rer. nat. Dipl.-Chem. Petra Schneider
im Herbst 2002

1 Anorganische Chemie

1.1 Die chemischen Elemente

Definition
Die chemischen Elemente sind stabile, isolierbare Grundbausteine der Materie. Sie bestehen aus Atomen, die im Unterschied zu chemischen Verbindungen (Molekülen) mit chemischen Reaktionen nicht weiter zerlegt werden können.

Herleitung
Alle lebenden und toten Gegenstände bestehen aus Materie, also etwas, das Raum beansprucht und eine Masse besitzt. Materie kann in flüssigem, festem oder gasförmigem Zustand vorliegen, den drei *Aggregatszuständen*.

Alle Formen der Materie bestehen aus den chemischen Elementen. Diese Elemente zeichnen sich dadurch aus, dass sie durch gewöhnliche chemische Reaktionen nicht weiter in kleinere Teilchen umgewandelt werden können.

Beispiele
Gegenwärtig kennt die Wissenschaft 112 verschiedene Elemente, die gewöhnlich zur Vereinfachung der Schreibweise in Form von chemischen Symbolen abgekürzt werden. Im menschlichen Organismus findet man 26 verschiedene chemische Elemente.

Die wichtigsten chemischen Elemente und ihre Elementsymbole sind
► Sauerstoff mit dem Symbol **O**
► Kohlenstoff – **C**
► Wasserstoff – **H**
► Stickstoff – **N**

Allein diese 4 Schlüsselelemente bilden ungefähr 96% unserer Körpermasse.

1.1.1 Der Aufbau der Atome

Definition
Jedes Atom besteht grundsätzlich aus zwei Bestandteilen, dem Atomkern im Zentrum und der Elektronenhülle, das sind die Elektronen, die sich um den Kern herum bewegen.

Herleitung
Jedes Element ist aus einer großen Zahl gleichartiger Einzelbausteine aufgebaut, den Atomen. Atome sind die Grundeinheiten der Materie. So enthält beispielsweise reine Kohle ausschließlich Kohlenstoffatome. Oder ein Tank voll Sauerstoff ausschließlich Sauerstoffatome.

Die Atome eines chemischen Elementes sind alle gleich aufgebaut und bestimmen damit die Eigenschaften dieses Elementes, z.B. dass Kohlenstoff fest und Sauerstoff ein Gas ist. Der Kern dieses Atoms enthält eine bestimmte Anzahl elektrisch positiv geladener Protonen und neutrale Partikel, die Neutronen genannt werden (siehe Tab. 1). Da jedes Proton eine positive Ladung trägt, ist der Kern insgesamt positiv geladen.

Elektronen sind negativ geladene Teilchen, die den Kern umkreisen und zusammen die Elektronenhülle des Atoms bilden. Die Anzahl der negativ geladenen Elektronen entspricht immer der der positiv geladenen Protonen, sodass sich ihre Ladungen ausgleichen und das Atom als Ganzes nach außen elektrisch neutral ist.

Name	Symbol	Ladung	relative Masse
Proton	P^+	+1	1
Neutron	n	0	1
Elektron	e^-	–1	5×10^{-4}

Tab. 1: Die Elementarteilchen in einem Atom.

Darstellung

Die Elemente unterscheiden sich nun in der Anzahl der Protonen im Kern und damit auch in der Anzahl der Elektronen in der Hülle. Die Anzahl der Protonen eines Atoms bzw. Elements wird auch als *Ordnungszahl* bezeichnet, die Summe der Protonen und Neutronen auch als *Massenzahl*. Die Masse der Elektronen ist vernachlässigbar klein. Beispielsweise hat der Stickstoff die Ordnungszahl 7 und die Massenzahl 14, da sich 7 Protonen und 7 Neutronen im Kern befinden.

Darstellung eines Atoms am Beispiel von **Natrium**:

23	
	Na
11	

← Nucleonen-/Massenzahl = 11 Protonen + 12 Neutronen

← Elementsymbol

← Ordnungszahl = Zahl der Protonen = Zahl der Elektronen

Da das Atomgewicht so unvorstellbar klein ist, arbeitet man mit relativen Massen, den Molmassen. Ein Mol eines Elementes wiegt die angegebene Atommasse in Gramm. Beim Wasserstoff ist das z.B. 1 g, beim Sauerstoff 16 g und beim Natrium (s.o.) 23 g.

▷ **1 Mol** eines Stoffes enthält **$6{,}023 \cdot 10^{23}$ Teilchen (Loschmidt'sche Zahl)**. Besteht ein Stoff nicht nur aus einem Atom, sondern aus Molekülen mit mehreren Atomen, so werden die Massen der einzelnen Atome einfach addiert und man bekommt das *Molekulargewicht*.

Bedeutung

Ab einer **Verdünnung von 10^{-23}**, das entspricht in der **Homöopathie** einer **Potenz D23**, ist kein Molekül der Substanz mehr in der Lösung oder Verreibung vorhanden.

Das Schalenmodell der Elektronenhülle

Definition

Ein Elektron bewegt sich nicht auf einer einfachen Bahn um den Atomkern, sondern es nimmt einen größeren Raum ein. Modellhaft stellt man sich diesen Raum nach dem Bohr'schen Atommodell als Elektronenschale vor. Elektronen mit gleicher Energie bewegen sich in der gleichen Elektronenschale (siehe Abb. 1).

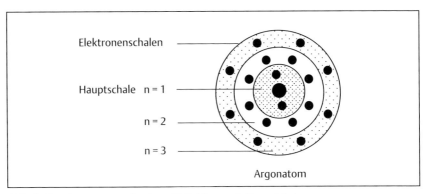

Abb. 1: Das Argonatom mit seinen 18 Elektronen in ihren Schalen.

Herleitung

Die Atome der ersten Schale, Wasserstoff und Helium, besitzen nur eine Elektronenschale. In der zweiten Periode (Reihe, vgl. Abb. 2) kommt von außen eine weitere, größere Schale hinzu und in der dritten Schale schließt sich abermals eine Schale von außen an usw. Eine Schale darf bei den Elementen der Hauptgruppen immer nur 8 Elektronen enthalten, anschließend wird eine weitere Schale aufgefüllt (siehe Tab. 2). Diese Regel besitzt eine Ausnahme: Die erste Schale ist bereits mit 2 Elektronen vollständig besetzt.

Protonenzahl	Atom	Elektronen in den Hauptschalen			
		n = 1	n = 2	n = 3	n = 4
1	H	1			
2	He	2			
3	Li	2	1		
4	Be	2	2		
5	Be	2	3		
6	C	2	4		
7	N	2	5		
8	O	2	6		
9	F	2	7		
10	Ne	2	8		
11	Na	2	8	1	
12	Mg	2	8	2	
13	Al	2	8	3	
14	Si	2	8	4	
15	P	2	8	5	
16	S	2	8	6	
17	Cl	2	8	7	
18	Ar	2	8	8	
19	K	2	8	8	1
20	Ca	2	8	8	2

Tab. 2: Zunehmende Elektronenzahl in den Elektronenschalen der Atome

Bedeutung Chemische Elemente, die die gleiche **Anzahl an Elektronen** in ihrer **äußersten Schale** des Atoms besitzen, haben ähnliche chemische Eigenschaften und wurden deshalb im Periodensystem der Elemente zueinander geordnet (vergleiche Tab. 2 mit Abb. 2).

1.1.2   Das Periodensystem der Elemente

Definition Das Periodensystem der Elemente ist eine im Jahr 1869 von Mendelejew und L. Meyer aufgestellte Anordnung der chemischen Elemente nach ihrer Ordnungszahl.

Herleitung Um eine Übersicht über die Elemente zu bekommen bot sich als Einteilungskriterium die Ordnungszahl an und es entstand eine lange Liste der 112 Elemente. Bei Experimenten wurde jedoch festgestellt, dass bestimmte Elemente ähnlich reagieren. Sie mussten demnach ähnliche Eigenschaften besitzen. Interessanterweise trat diese Ähnlichkeit bei jedem achten Element auf, die Ähnlichkeit trat also periodisch auf. Diese Elemente wurden nun untereinander gestellt, also zusammengruppiert.

Periode	Hauptgruppen		Nebengruppen											Hauptgruppen					Edelgase
	1 I A	2 IIA	3 III B		4 IV B	5 V B	6 VI B	7 VII B	8	9 VIII B	10	11 I B	12 II B	13 III A	14 IV A	15 V A	16 VI A	17 VII A	18 0
1	1 **H** Wasserstoff 1,0079																		2 **He** Helium 4,002602
2	3 **Li** Lithium 6,94[c]	4 **Be** Beryllium 9,01218												5 **B** Bor 10,811	6 **C** Kohlenstoff 12,011	7 **N** Stickstoff 14,0067	8 **O** Sauerstoff 15,9994	9 **F** Fluor 18,998403	10 **Ne** Neon 20,180
3	11 **Na** Natrium 22,98977	12 **Mg** Magnesium 24,305												13 **Al** Aluminium 26,98154	14 **Si** Silicium 28,0855	15 **P** Phosphor 30,97376	16 **S** Schwefel 32,066	17 **Cl** Chlor 35,453	18 **Ar** Argon 39,948
4	19 **K** Kalium 39,0983	20 **Ca** Calcium 40,078	21 **Sc** Scandium 44,95591		22 **Ti** Titan 47,867	23 **V** Vanadium 50,9415	24 **Cr** Chrom 51,996	25 **Mn** Mangan 54,9380	26 **Fe** Eisen 55,845	27 **Co** Cobalt 58,9332	28 **Ni** Nickel 58,6934	29 **Cu** Kupfer 63,546	30 **Zn** Zink 65,39	31 **Ga** Gallium 69,723	32 **Ge** Germanium 72,61	33 **As** Arsen 74,9216	34 **Se** Selen 78,96	35 **Br** Brom 79,904	36 **Kr** Krypton 83,80
5	37 **Rb** Rubidium 85,4678	38 **Sr** Strontium 87,62	39 **Y** Yttrium 88,9059		40 **Zr** Zirconium 91,224	41 **Nb** Niob 92,9064	42 **Mo** Molybdän 95,94	43 ☢ **Tc** Technetium 98,906[b]	44 **Ru** Ruthenium 101,07	45 **Rh** Rhodium 102,9055	46 **Pd** Palladium 106,42	47 **Ag** Silber 107,8682	48 **Cd** Cadmium 112,41	49 **In** Indium 114,818	50 **Sn** Zinn 118,71	51 **Sb** Antimon 121,760	52 **Te** Tellur 127,60	53 **I** Iod 126,9045	54 **Xe** Xenon 131,29
6	55 **Cs** Cäsium 132,9054	56 **Ba** Barium 137,33	57 **La** Lanthan 138,9055	58-71 Lanthanoiden	72 **Hf** Hafnium 178,49	73 **Ta** Tantal 180,9479	74 **W** Wolfram 183,84	75 **Re** Rhenium 186,207	76 **Os** Osmium 190,23	77 **Ir** Iridium 192,217	78 **Pt** Platin 195,08	79 **Au** Gold 196,9665	80 **Hg** Quecksilber 200,59	81 **Tl** Thallium 204,3833	82 **Pb** Blei 207,2	83 **Bi** Bismut 208,9804	84 ☢ **Po** Polonium 209,98[a]	85 ☢ **At** Astat 209,99[a]	86 ☢ **Rn** Radon 222,02[a]
7	87 ☢ **Fr** Francium 223,02[a]	88 ☢ **Ra** Radium 226,0254[b]	89 ☢ **Ac** Actinium 227,0278[b]	90-103 Actinoiden	104 ☢ **Rf** Rutherfordium (261)[a]	105 ☢ **Db** Dubnium (262)[a]	106 ☢ **Sg** Seaborgium (266)[a]	107 ☢ **Bh** Bohrium (264)[a]	108 ☢ **Hs** Hassium (269)[a]	109 ☢ **Mt** Meitnerium (268)[a]	110 ☢ **Uun** Element 110 (271)[a]	111 ☢ **Uuu** Element 111 (272)[a]	112 ☢ **Uuu** Element 112 (277)[a]						

Metalle ◄— —► Nichtmetalle

Lanthanoiden	58 **Ce** Cer 140,12	59 **Pr** Praseodym 140,9077	60 **Nd** Neodym 144,24	61 ☢ **Pm** Promethium 146,92[a]	62 **Sm** Samarium 150,36	63 **Eu** Europium 151,96	64 **Gd** Gadolinium 157,25	65 **Tb** Terbium 158,9253	66 **Dy** Dysprosium 162,50	67 **Ho** Holmium 164,9303	68 **Er** Erbium 167,26	69 **Tm** Thulium 168,9342	70 **Yb** Ytterbium 173,04	71 **Lu** Lutetium 174,967
Actinoiden	90 ☢ **Th** Thorium 232,0381	91 ☢ **Pa** Protactinium 231,0359[b]	92 ☢ **U** Uran 238,029	93 ☢ **Np** Neptunium 237,0482[b]	94 ☢ **Pu** Plutonium 239,05[b]	95 ☢ **Am** Americium 241,06[a]	96 ☢ **Cm** Curium 244,06[a]	97 ☢ **Bk** Berkelium 249,08[a]	98 ☢ **Cf** Californium 252,08[a]	99 ☢ **Es** Einsteinium 252,08[a]	100 ☢ **Fm** Fermium 257,10[a]	101 ☢ **Md** Mendelevium 258,10[a]	102 ☢ **No** Nobelium 259,10[a]	103 ☢ **Lr** Lawrencium 262,11[a]

[a] Rel. Atommasse eines gut bekannten Isotops

[b] Rel. Atommasse des am besten zugänglichen, langlebigen Isotops

[c] Für handelsübliches Lithium schwankt die rel. Atommasse zwischen 6,94 und 6,99

☢ kein stabiles Isotop bekannt

Abb. 2: Das Periodensystem der Elemente (aus: *Römpp*, Lexikon Chemie, 10. Auflage, Georg Thieme Verlag, Stuttgart 1998).

Die erwähnte Ordnung im Periodensystem der Elemente (siehe Abb. 2) kommt nun daher, dass sich Elemente mit gleicher Elektronenzahl in der äußersten Schale in ihren **Eigenschaften** stark **ähneln**.

Bedeutung Die Elemente der ersten Spalte (= 1. Hauptgruppe), die *Alkalimetalle* genannt werden, haben auf ihrer äußersten Schale ein Elektron. Die Elemente der zweiten Hauptgruppe besitzen in ihrer äußersten Schale zwei Elektronen und werden als *Erdalkalimetalle* bezeichnet. Die Elemente der dritten Hauptgruppe besitzen auf ihrer äußersten Schale drei Elektronen usw. So ist im Periodensystem der Elemente schnell erkennbar, welche Elemente ähnliche Eigenschaften besitzen, wie viele Außenelektronen und welche Gesamtelektronenzahl sie haben.

Alkali- und Erdalkalimetalle

Definition Die Alkali- und Erdalkalimetalle stehen im Periodensystem ganz links. Die Alkalimetalle sind die Elemente der ersten Gruppe (Spalte) und die Erdalkalimetalle die Elemente der zweiten Gruppe.

Bedeutung In der ersten Hauptgruppe stehen lauter weiche Metalle, die Alkalimetalle, deren Hauptvertreter das **Natrium** und **Kalium** sind. Der Name kommt von ihrer Eigenschaft mit Wasser alkalisch zu reagieren (siehe Kap. 1.2.1.1). Diese Metalle zeigen, wenn man sie mit einem Messer durchschneidet, an der Schnittfläche den charakteristischen Metallglanz, der jedoch nach kurzer Zeit als Ausdruck der Reaktion mit dem Luftsauerstoff von einer grauen Schicht bedeckt ist. Die Alkalimetalle besitzen auf ihrer äußersten Schicht ein Elektron.

▶ Die Elemente der zweiten Hauptgruppe besitzen in ihrer äußersten Schale zwei Elektronen und werden als Erdalkalimetalle bezeichnet. Die wichtigsten Vertreter sind das **Magnesium** und das **Calcium**, die im Unterschied zu den Alkalimetallen deutlich härter sind.

Halogene und Edelgase

Definition Die Halogene und die Edelgase stehen im Periodensystem auf der rechten Seite. Die Halogene sind die Elemente der vorletzten Spalte, der 7. Hauptgruppe. Die 8. Hauptgruppe enthält die Edelgase.

Bedeutung Die Elemente der 7. Hauptgruppe haben 7 Elektronen auf ihrer äußersten Elektronenschale, haben also wieder ähnliche Eigenschaften und zeigen ein ähnliches chemisches Verhalten. Diese Elemente werden auch als Halogene oder *Salzbildner* bezeichnet, weil sie sich leicht mit Metallen zu Salzen umsetzen lassen. Zu ihnen zählen z. B. das **Chlor** und das **Fluor**.

Die Elemente der 8. Hauptgruppe, die Edelgase, besitzen in ihrer äußersten Schale 8 Elektronen. Eine solche voll besetzte Schale stellt einen extrem stabilen und damit besonders reaktionsträgen Zustand dar, die sogenannte *Edelgaskonfiguration*. Sie ist der Grund dafür, dass die Edelgase praktisch keine chemischen Reaktionen eingehen. Deshalb spielen sie auch im Stoffwechsel des Körpers keine Rolle.

Beispiele ▶ Edelgase sind beispielsweise **Helium** und **Neon**. Helium ist leichter als Luft und sehr reaktionsträge, man sagt auch es ist *inert*. Es wird deshalb als Füllgas für Luftballone oder Zeppeline verwendet.

▶ Halogene sind **Fluor, Chlor, Brom** und **Jod**. Chlorgas wird als Desinfektionsmittel bei der Wasseraufbereitung eingesetzt und Jod als wässrige Jod-Tinktur.
Immer haben Elemente einer Hauptgruppe ähnliche Eigenschaften aufgrund
der gleichen Anzahl an Elektronen auf ihrer äußersten Schale = Außenelektronen. Jod ist in Form seines Salzes, als Jodid, essentiell für die Bildung der
Schilddrüsenhormone.

Oktettregel

Definition   Chemische Elemente haben das Bestreben eine abgeschlossene, mit acht Elektronen voll besetzte, äußerste Elektronenschale zu bekommen, wie sie die Edelgase
haben.

Bedeutung   Alle Elemente versuchen diesen stabilen Elektronenzustand der Edelgase zu
erreichen, und zwar umso stärker, je näher sie dieser Edelgaskonfiguration
bereits sind. Dies gelingt ihnen, indem sie von anderen Atomen ein oder mehrere
Elektronen aufnehmen oder Elektronen an diese abgeben. Oder auch, indem
Elektronen gemeinsam mit anderen Atomen benützt werden. Die Anzahl der
Elektronen auf der äußeren Schale, bzw. die Zahl der Elektronen, die zum Errei-
chen der Edelgaskonfiguration benötigt werden, hat also bei allen chemischen
Prozessen eine enorme Bedeutung.

▶ Elemente wie **Fluor** oder **Sauerstoff**, die im Periodensystem auf der rechten
Seite stehen, sind sehr bestrebt Elektronen aufzunehmen, sie sind also **sehr
reaktionsfreudig**. Sie üben eine große Anziehungskraft auf Elektronen aus,
um sie auf ihre äußerste Schale herüberzuziehen. Dies bezeichnet man als
Elektronegativität. Die meisten Elemente sind also bestrebt chemische Verbindungen einzugehen, um ihre Elektronenschale aufzufüllen und eine abgeschlossene Schale zu bekommen. Das machen sie indem sie chemische Verbindungen eingehen.

1.2   Chemische Bindungen

Definition   Chemische Bindungen sind Verknüpfungen zwischen Atomen eines Elementes
oder verschiedener Elemente.

Herleitung   Wie oben erläutert ist jedes Atom ab der 2. Periode bestrebt, auf seiner äußersten
Schale genau 8 Elektronen zu haben. Dies kann im wesentlichen durch drei
Mechanismen erreicht werden:

▶ erstens durch Elektronenaufnahme
▶ zweitens durch Elektronenabgabe
▶ drittens durch gemeinsames Benützen von Elektronen

Alle drei Formen führen zu einer Bindung von Atomen aneinander. Welche Form
der chemischen Verbindung eingegangen wird, bestimmen die Eigenschaften der
Atome, die im wesentlichen durch ihre Größe und die Zahl ihrer Außenelektronen bestimmt werden. Im Folgenden sind einige Formen der chemischen Bindung beschrieben.

1.2.1   Die Ionenbindung

Definition

Allgemein werden elektrisch geladene Partikel als *Ionen* bezeichnet. Die Bindung, die durch die Anziehung der entgegengesetzt geladenen Teilchen entsteht, nennt man *Ionenbindung*. Verbinden sich gegensätzlich geladene Teilchen miteinander, entsteht ein *Salz*. Salze bestehen also immer aus einem positiv geladenen Teilchen, einem *Kation*, und einem negativ geladenen Teilchen, einem *Anion*, die sich in einem Kristallgitter (siehe unten) anordnen.

Beispiele

Natrium steht in der ersten Hauptgruppe des Periodensystems und hat demgemäß ein Elektron in seiner äußersten Schale. **Chlor** steht in der siebten Hauptgruppe, gehört zu den Halogenen und hat entsprechend 7 Elektronen auf seiner äußersten Schale. Reagieren diese beiden Partner miteinander, so findet wegen der starken Anziehungskraft des Chloratoms auf weitere Elektronen ein Elektronenübergang statt: Das Außenelektron des Natriums wird vom Chloratom „eingefangen". Natrium tritt in dieser Reaktion als Elektronenspender und Chlor als Elektronenempfänger auf. Dadurch haben beide Partner die Edelgaskonfiguration erreicht (siehe Abb. 3).

▶ Das **Chlor** besitzt nun 18 Elektronen, jedoch nur 17 Protonen. Damit ist ein elektrisch negatives Teilchen entstanden. Ein Anion. Man schreibt Cl⁻.

▶ Das **Natrium** hingegen hat ein Elektron verloren und somit insgesamt nur noch 10 Elektronen gegenüber 11 Protonen im Kern. Es ist nun einfach positiv geladen, und damit ein Kation. Man schreibt Na⁺.

▶ Insgesamt ist ein Salz, das sogenannte Kochsalz NaCl entstanden.

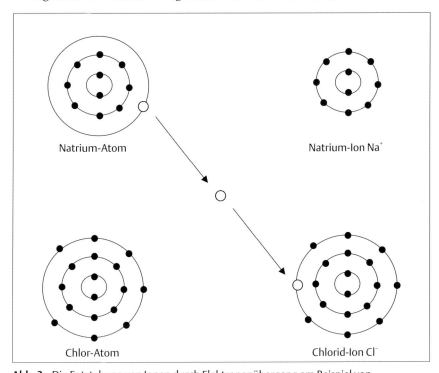

Abb. 3: Die Entstehung von Ionen durch Elektronenübergang am Beispiel von Natriumchlorid.

Das Kristallgitter

Definition

Ein Kristallgitter ist eine regelmäßige Anordnung von Ionen, Atomen oder Molekülen in einer gesetzmäßigen Raumstruktur.

Beispiele

Die Ionen des Kochsalzes bilden wie die meisten Salze ein Kristallgitter, wobei jeweils ein Natriumion von 6 Chloridionen umgeben ist und ein Chloridion von 6 Natriumionen. Dieser Gitterverband ist insgesamt elektrisch neutral und die Ionen sind nicht beweglich, da sie im Gitterverband durch die elektrischen Anziehungskräfte festgehalten werden.

Löst man Kochsalzkristalle oder Kristalle anderer Salze in Wasser auf, so dringen Wassermoleküle in das Kristallgitter ein und lösen es auf. Die Elemente liegen nun in frei beweglicher Form als Na^+- und Cl^-- Ionen vor. Wenn Ionen in einer wässrigen Lösung auftreten, spricht man von einer *Elektrolytlösung*.

Im folgenden Kapitel sind noch einige Beispiele für wichtige Salze und ihre Lösungen in Wasser dargestellt. Speziell einige Alkali- und Erdalkali-Salze und ihre Bedeutung.

1.2.1.1 Verbindungen der Alkalimetalle

Natriumhydroxid

Eigenschaften

Natriumhydroxid, das auch *Ätznatron* genannt wird, ist ein Feststoff, der meist in Form von Plätzchen angeboten wird.

Es entsteht bei der Reaktion von metallischem Natrium mit Wasser unter Bildung von gasförmigem Wasserstoff:

$$Na + H_2O \rightarrow NaOH + \tfrac{1}{2} H_2$$

Natriumhydroxid ist stark hygroskopisch, das heißt es zieht sehr stark Wasser an und es löst sich sehr gut in Wasser unter starker Wärmeentwicklung (exotherme Reaktion).

Die wässrige Lösung wird *Natronlauge* genannt und ist ätzend, da sie stark alkalisch (= basisch) reagiert.

$$NaOH \xrightarrow{H_2O} Na^+ + OH^-$$

Bedeutung

Wegen ihrer stark basischen Wirkung besitzt die Natronlauge viele technische Verwendungsbereiche z. B. in der Seifenfabrikation oder für Reinigungszwecke.

Kochsalz

Eigenschaften   Kochsalz, oder auch Steinsalz, wird durch bergmännischen Abbau oder durch Eindampfen von Meerwasser gewonnen. Chemisch reines NaCl ist nicht hygroskopisch, nur durch Beimengungen von Magnesiumchlorid kommt es zum Feuchtwerden und Zerfließen an feuchter Luft. Kochsalz ist sehr gut wasserlöslich. Eine gesättigte NaCl-Lösung hat bei Raumtemperatur eine Konzentration von 26 %, die Löslichkeit ändert sich aber nur wenig mit der Temperatur.

Bedeutung   Natriumchlorid ist die Ausgangsverbindung fast aller Natriumverbindungen wie z. B. Soda, Ätznatron oder Glaubersalz. Salzlösungen haben einen tieferen Gefrierpunkt als Eis (bis −21 °C), weshalb Kochsalz als Frostschutz zum Streuen der Straßen verwendet wird. Die isotonische Kochsalzlösung ist eine 0,9 %ige NaCl-Lösung.

▶ Außerdem ist Kochsalz ein wichtiges Mittel in der **Homöopathie**, es wird dort als **Natrium chloratum**, früher als **Natrium muriaticum**, benannt.

Natriumcarbonat

Eigenschaften   Soda, wie das Natriumcarbonat auch heißt, ist ein weißes Pulver, das sich in Wasser unter starker Erwärmung und mit ausgesprochen alkalischer Reaktion löst:

$$\overset{H_2O}{Na_2CO_3 \leftrightarrow HCO_3^- + OH^- + 2\,Na^+} \qquad \text{exotherm, alkalisch}$$

In wässriger Lösung liegt Soda als Natriumhydrogencarbonat (= Natriumbicarbonat) vor. Isoliert ist Natriumhydrogencarbonat ein weißes Pulver, das sich im Gegensatz zu Soda mit nur schwach alkalischer Reaktion löst:

$$\overset{H_2O}{NaHCO_3 \leftrightarrow HCO_3^- + Na^+ \leftrightarrow H_2CO_3 + OH^- + Na^+}$$

Bedeutung   Sodaverbraucher sind vor allem die Glasindustrie und die Waschmittelindustrie. Bicarbonat findet hauptsächlich als Backpulver und zur Herstellung von Brausepulvern Verwendung.

▶ In der Medizin wird Natriumhydrogencarbonat bei **Sodbrennen** zur Neutralisation der Magensäure eingesetzt.

Glaubersalz, Na_2SO_4, dient in der Medizin als **Abführmittel** und wird für die **Darmreinigung** verwendet.

Natrium- und Kaliumionen sind außerdem wichtig für die Reizleitung der Nerven, im Herz und für die Zellmembranen (siehe Kap. 4.1.1).

1.2.1.2 Verbindungen der Erdalkalimetalle

Calciumcarbonat

Eigenschaften   Calciumcarbonat kommt auf der Erde als Kreide oder Kalkstein vor. Kalk, $CaCO_3$, ist schwer löslich. Die Löslichkeit verhält sich umgekehrt zum Natriumcarbonat: $Ca(HCO_3)_2$ ist besser wasserlöslich.

Fast jedes Quellwasser enthält Calciumhydrogencarbonat. Hartes Wasser ist ein an Calciumsalzen reiches Wasser. Beim Kochen/Eindampfen einer Lösung entweicht Kohlendioxid und aus Calciumhydrogencarbonat entsteht Kesselstein, eine Abscheidung von Kalk:

$$Ca(HCO_3)_2 \leftrightarrow CaCO_3 + CO_2 + H_2O$$

Bedeutung Calciumcarbonat findet Verwendung zur Herstellung von gebranntem Kalk (Calciumoxid).

Weitere wichtige Verbindungen der Erdalkalimetalle sind:

▶ **Calciumsulfat** bzw. Gips, $CaSO_4$ x 2 H_2O, ist nicht wasserlöslich. Beim Brennen wird ein Teil des Kristallwassers abgegeben und es entsteht gebrannter Gips.

▶ **Calciumphosphat** bzw. Phosphorsaurer Kalk, $Ca_3(PO_4)_2$, ist im Knochengewebe vorhanden, ebenso Magnesiumphosphat $Mg_3(PO_4)_2$.

▶ **Apatit**, $Ca_3(PO_4)_2CaF_2$, ist ein mineralischer Anteil in Zähnen und Knochen

▶ **Bariumsulfat**, $BaSO_4$, wird als Röntgenkontrastmittel zur Untersuchung des Magen-Darm-Trakts verwendet. Bariumsulfat ist selbst in Salzsäure unlöslich. Das **Röntgenkontrastmittel** wird als wässrige Aufschlämmung verabreicht und muss chemisch rein und frei von löslichen Bariumverbindungen sein, da diese giftig sind.

▶ **Magnesiumsulfat**, $MgSO_4$, auch *Bittersalz* genannt, wird wie Natriumsulfat als **Laxans** verwendet oder parenteral zur **Elektrolytsubstitution**.

1.2.2   Die Atombindung = kovalente Bindung

Definition Die kovalente Bindung wird auch als Elektronenpaarbindung oder Atombindung bezeichnet. Hierbei teilen sich zwei Atome zwei Elektronen, die sich als Verbindung zwischen den beiden Atomkernen aufhalten. Diese Bindungselektronen werden als Strich zwischen den zwei Atomen dargestellt. Ein Molekül aus zwei Atomen A sieht dann so aus: A-A

Herleitung Zwischen Elementen wie z. B. Wasserstoff und Kohlenstoff, die nur einen geringen Unterschied in der Elektronegativität aufweisen, sind Elektronenübergänge wie bei der Ionenbindung, nicht möglich. Dasselbe gilt auch, wenn sich Atome desselben Elementes verbinden. Sie gehen deshalb eine andere Bindung ein, die kovalente Bindung.

Sie kommt im menschlichen Organismus wesentlich häufiger vor als die Ionenbindung und ist auch deutlich stabiler.

Beispiele ▶ Bei einer Atombindung rücken z. B. Chloratome so eng zusammen, dass sie jeweils ein Elektron gemeinsam benutzen. Auf diese Weise entsteht ein Elektronenpaar. Damit ist ein stabiler Zustand entstanden, denn jedes Atom besitzt jetzt 8 Elektronen auf seiner äußersten Schale. Das entstandene Teilchen Cl-Cl oder Cl_2 heißt Chlormolekül.

▶ Die Bildung des Sauerstoffmoleküls verläuft in gleicher Weise: Sauerstoff steht in der 6. Hauptgruppe und hat entsprechend 6 Elektronen in seiner äußersten Schale. Für die stabile Edelgaskonfiguration fehlen jedem Sauerstoffatom zwei Elektronen. Deshalb werden von jedem Sauerstoffatom nicht nur ein, sondern zwei Elektronen gemeinsam benutzt.

Da nun zwei Elektronenpaare von beiden Partnern gemeinsam benutzt werden spricht man auch von einer Doppelbindung O=O oder O_2.

Das Molekulargewicht von Sauerstoff ist 32g.

▶ Die Bildung des Stickstoffmoleküls verläuft analog, nur dass hierbei sogar eine Dreifachbindung ausgebildet werden muss, weil dem Stickstoff drei Elektronen zur Edelgaskonfiguration fehlen.

▶ Auch die Bildung des Wasserstoffmoleküls (H-H oder H_2) verläuft in gleicher Weise wie in den bisherigen Beispielen beschrieben. Nur ist hier zu beachten, dass die äußerste Schale die erste Elektronenschale ist. Diese kann aber statt 8 nur zwei Elektronen aufnehmen. Das heißt, der Wasserstoff erreicht die stabile Edelgaskonfiguration, nämlich die Elektronenkonfiguration von Helium, schon mit zwei Elektronen auf seiner Schale. Da der Wasserstoff nur aus einem Proton und einem Elektron besteht, ist zur Bildung des Wasserstoffmoleküls die Ausbildung eines gemeinsam benützten Elektronenpaares zwischen zwei Wasserstoff-Atomen erforderlich.

1.2.2.1 Chemische Verbindungen – Moleküle

Definition
Moleküle, die aus mehreren Atomen verschiedener Elemente bestehen, nennt man chemische Verbindungen. Kovalente Bindungen existieren nicht nur zwischen zwei gleichen Atomen eines Elementes, sondern können auch zwischen unterschiedlichen und mehreren Atomen eingegangen werden.

Beispiel
Beim Kohlendioxid treten zwei Sauerstoffatome mit einem Kohlenstoffatom in Kontakt, wobei zwei Doppelbindungen ausgebildet werden, O = C = O oder CO_2.

Eigenschaften
Für ihre Eigenschaften spielen die Anziehungskräfte zwischen den Molekülen eine wichtige Rolle. Es gibt verschiedene Anziehungskräfte:

▶ Die sogenannten *van der Waals-Kräfte* bei unpolaren Molekülen. Das sind schwache Kräfte, die mit steigendem Molekulargewicht zunehmen.

▶ Die *Wasserstoffbrückenbindungen* zwischen Wasserstoff- und Sauerstoffatomen zweier Moleküle sind starke Kräfte (siehe Kap. 1.2.2.3).

▶ Die Elektrostatischen Kräfte zwischen Ionen und polaren Molekülen sind sehr stark.

▶ Je größer die Anziehungskräfte, und je größer die Molekulargewichte, umso höher sind die Schmelz- und Siedepunkte der chemischen Verbindungen.

1.2.2.2 Die Moleküle der Luft

Zusammensetzung
Die Luft ist ein Gasgemisch, das zu etwa 80 % aus Stickstoff und 20 % aus Sauerstoff besteht. Dabei liegen beide Anteile nicht in atomarer Form, sondern praktisch ausschließlich in der stabilen Molekülform O_2 bzw. N_2 vor (siehe 1.2.2).

Die Luft besteht aus ca. (in Volumenprozent):

● 78 % Stickstoff N_2

● 21 % Sauerstoff O_2

● 1 % Edelgase

● 0,03 % Kohlendioxid CO_2

Die **Ausatemluft des Menschen** enthält nur noch 17 % O_2 und dafür 4 % CO_2.

Stickstoff

Vorkommen In freiem Zustand, als Element, kommt der Stickstoff als wesentlicher Bestandteil der Luft vor. In gebundenem Zustand findet er sich hauptsächlich in Form von Nitraten, z.B. Natriumnitrat $NaNO_3$, als Chilesalpeter (siehe auch Kapitel 1.3). Außerdem bildet er einen wichtigen Bestandteil der Eiweißstoffe in den tierischen und pflanzlichen Organismen.

Eigenschaften Stickstoff ist bei gewöhnlicher Temperatur ein sehr reaktionsträges (inertes) Gas. Das kommt daher, dass die zwei Stickstoffatome durch die Dreifachbindung sehr fest aneinander gebunden sind. Es wird viel Energie benötigt um diese Bindung zu spalten. Der Mensch kann deshalb Stickstoff als Gas nicht verwerten, sondern nur in Form seiner Verbindungen, den Eiweißen, die dann zu den gewünschten Verbindungen umgebaut werden.

Sauerstoff

Vorkommen Sauerstoff ist das häufigste aller Elemente. Es kommt vor in Form von Silicaten, Oxiden, Carbonaten, im Wassermolekül H_2O, oder auch im Kohlendioxid CO_2. Reiner Sauerstoff wird technisch aus flüssiger Luft gewonnen.

Eigenschaften ▶ Sauerstoff kann viele Reaktionen eingehen und ist fast immer Reaktionspartner und Agens bei einer Oxidation. Auch eine Verbrennung an Luft ist eine Oxidation und Reaktion mit dem Luftsauerstoff.

▶ Bei der Bestrahlung von Sauerstoff mit UV-Licht entsteht ein Molekül aus drei Sauerstoffatomen, das **Ozon O_3**. Ozon ist **giftig** und noch bei einer Konzentration von 2 ppm am stechenden Geruch wahrnehmbar.

$$3\,O_2 \xrightarrow{\text{UV-Licht}} 2\,O_3$$
$$\text{Ozon}$$

Bedeutung Wichtige Sauerstoff verbrauchende Vorgänge in der Natur sind die Atmung und die Verwesung. In beiden Fällen werden Kohlenstoff-Verbindungen z.B. Kohlenhydrate durch den Luftsauerstoff unter frei werden von Energie, letzten Endes zu Kohlendioxid und Wasser, verbrannt. In gleicher Richtung wirken Verbrennungsprozesse der Industrie, z.B. die Verbrennung von Steinkohle.

Für die Atmung wird der molekulare Sauerstoff aus der Luft lose und reversibel an das Eisen der Hämgruppen des Hämoglobins gebunden ($Hb + O_2 \to HbO_2$, siehe auch Kap. 2.2.2.1)

Ozon dient aufgrund seiner sehr hohen Oxidationskraft zur Sterilisation. Es wurde früher auch zur Entkeimung von Trinkwasser verwendet, was heute mit Chlor gemacht wird.

▶ Sauerstoff und Ozon werden in der **Naturheilkunde** zur Anregung von Stoffwechselvorgängen in verschiedenen Verfahren wie z.B. **Sauerstoff-Mehrschritt-Therapie nach Ardenne, HOT-** und **Ozon-Therapie** eingesetzt.

Kohlendioxid

Vorkommen In freiem Zustand ist Kohlendioxid ein geringer Bestandteil der Luft sowie vieler Mineralquellen („Sprudel"). Außerdem strömt es in der Nähe von Vulkanen aus Rissen und Spalten des Erdbodens. In gebundenem Zustand findet es sich vor allem in Form von Kalkstein.

Eigenschaften Kohlendioxid entsteht bei der Verbrennung (siehe oben). Sein spezifisches Gewicht ist etwa anderthalb mal so groß wie das der Luft, weshalb sich CO_2 am Boden absetzt. Chemisch ist Kohlendioxid ein sehr stabile Verbindung, die die Verbrennung und Atmung daher nicht unterhält (Siehe auch Kapitel 2.1.1.).

Verwendung Kohlendioxid kommt verflüssigt in Stahlbomben als Kohlensäurelöscher in den Handel oder wird in Form von festem Kohlendioxid als Kältemittel, sogenanntem Trockeneis, verwendet.

1.2.2.3 Das Wasser

Eigenschaften ► Das Wassermolekül besteht aus einem Sauerstoff- und zwei Wasserstoffatomen, die über kovalente Bindungen in abgewinkelter Stellung zusammengehalten werden. Das Molekulargewicht ist 18 g.

► Ein Merkmal für seine Reinheit ist die elektrische Leitfähigkeit. Je weniger Verunreinigungen in Form von Salzen im Wasser enthalten sind, umso niedriger ist seine Leitfähigkeit.

► Wasser hat besondere Eigenschaften. Trotz seines niedrigen Molekulargewichtes in der Größenordnung von Kohlendioxid, ist es nicht gasförmig sondern bei Raumtemperatur ist es flüssig und hat mit 100 °C einen sehr hohen Siedepunkt. Das liegt an besonders starken Anziehungskräften zwischen den Wassermolekülen, die durch den Dipolcharakter des Wassermoleküls hervorgerufen werden. Diese Kraft zwischen den Molekülen wird auch *Wasserstoffbrückenbindung* genannt.

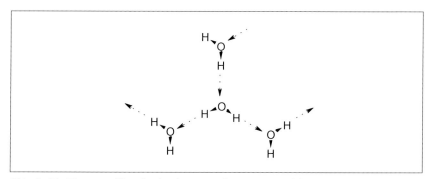

Abb. 4: Die Wasserstoffbrückenbindung zwischen Wassermolekülen.

Der Dipolcharakter der Wassermoleküle rührt daher, weil das Sauerstoff-Atom die Elektronen der Wasserstoffatome zu sich hinzieht, es ist elektronegativer als der Wasserstoff (siehe *Oktettregel* in Kap. 1.1.2). Der Sauerstoff ist deshalb leicht negativ ($\delta-$) geladen und die Wasserstoffatome leicht positiv ($\delta+$). Man sagt auch sie sind partiell positiv/negativ und ziehen sich deshalb gegenseitig stark an.

Diese elektrostatischen Anziehungskräfte sind auch dafür verantwortlich, dass die Dichte von Wasser bei 0 °C größer ist als die von Eis. In der Kristallstruktur von Eis nehmen die Wassermoleküle feste Plätze in einem Kristallgitter ein und besitzen so eine geordnete Struktur. Schmilzt das Eis bei 0 °C rücken die Moleküle aufgrund der Anziehungskräfte dichter zusammen und die Dichte nimmt zu, bis sie bei 4 °C ein Maximum erreicht:

$$\rho_{Eis} = 0{,}9168\ ^g/_{cm^3} \qquad \rho_{H2O} = 0{,}9999\ ^g/_{cm^3}\ (0\ °C)$$

$$\rho_{H2O} = 1{,}0000\ ^g/_{cm^3}\ (4\ °C)$$

$$\rho_{H2O} = 0{,}9982\ ^g/_{cm^3}\ (20\ °C)$$

Wenn Wasser gefriert, bekommt man eine Ausdehnung um $^1/_{11}$ des Volumens. Das ist der Grund, weshalb bei Frost das Eis Risse in Gesteine und Straßenbeläge sprengt und Eiswürfel auf dem Wasser schwimmen. Eisberge befinden sich zu $^{11}/_{12}$ im Wasser.

In Seen sinkt im Winter das kalte Wasser ab und warmes aus der Tiefe steigt auf-grund der Dichteunterschiede auf, solange bis das Gewässer eine Temperatur von 4 °C hat. Erst dann fängt es an der Oberfläche an zu gefrieren. Das Eis schwimmt oben und die Fische können unten bei 4 °C überleben.

▶ Diese Wasserstoffbrückenbindungen gibt es auch zwischen anderen Molekü-len, nicht nur dem Wasser. Voraussetzung ist, dass sie polarisierte Gruppen enthalten, wie die Hydroxylgruppe –OH oder eine Aminogruppe $–NH_2$.

Bedeutung

▶ Wasser bedeckt ¾ der Erdoberfläche, dazu kommt der Wasserdampf in der Atmosphäre (Wolken, Nebel, Regen).

▶ Es liegt chemisch gebunden in Mineralien als Kristallwasser vor.

▶ Der **Hauptteil unseres Organismus** ist mit **ca. 60–65 %** des Körpergewichts das **Wasser**. Es dient als Lösungsmittel, da es durch die Fähigkeit Wasserstoff-brücken auszubilden mit vielen anderen polaren Molekülen Wechselwirkun-gen eingeht. Außerdem stellt es die wesentliche Voraussetzung für den Ablauf von chemischen Reaktionen in allen Lebewesen dar, da alle chemischen Reak-tionen und damit alle Lebensvorgänge in wässrigem Milieu ablaufen.

Die Verteilung des Wassers im menschlichen Körper ist:

▶ ⅓ **extrazellulär,** davon im Blut ¼ und interstitiell ¾

▶ ⅔ **intrazellulär**

Der **durchschnittliche Wasserumsatz im Organismus** beträgt **ca. 2 Liter** am Tag. Zugeführt werden etwa

● 800 ml Getränke

● 1 l durch Speisen

● 200 ml Oxidationswasser entstehen bei chemischen Reaktionen

Ausgeschieden werden pro Tag

● 1 l über die Nieren

● 200 ml über den Darm

● 800 ml über Haut und Lunge

Wasser dient	▶ als Lösungsmittel
	▶ als Transportmittel
	▶ für die Regulation des Wärmehaushalts
	▶ als Baustein in chemischen Verbindungen

Osmotischer Druck

Definition

Osmotischer Druck entsteht zwischen zwei Lösungen, die unterschiedliche Konzentrationen an gelösten Teilchen aufweisen. Das Lösungsmittel hat dann das Bestreben die Konzentrationsunterschiede z.B. über eine semipermeable (halbdurchlässige) Membran auszugleichen.

Herleitung

Wie bei Gasen, besteht auch in wässrigen Lösungen ein bestimmter Druck, der osmotische Druck. Das können Lösungen mit molekular gelösten Stoffen, z.B. Zucker, sein, oder auch Salzlösungen mit ionisch gelösten Stoffen, z.B. NaCl, Kochsalzlösungen. In jeder Lösung besteht ein erhöhter Druck gegenüber reinem Wasser.

Das kann man messen indem man verschiedene Lösungen in ein U-Rohr gibt und sie durch eine semipermeable – halbdurchlässige Membran – trennt. Nur die Wassermoleküle können die Membran passieren, die Salze und größeren Moleküle nicht.

Die Wassermoleküle wandern dann von der Seite der niedrigeren Konzentration in die höherkonzentrierte Lösung und sind bestrebt, die Konzentrationen auszugleichen. Das geht solange, bis der osmotische Druck gleich groß ist wie der hydrostatische Druck, der durch die zunehmende Flüssigkeitsmenge und deren Gewicht ansteigt und dem osmotischen Druck entgegengerichtet ist (siehe Abb. 5).

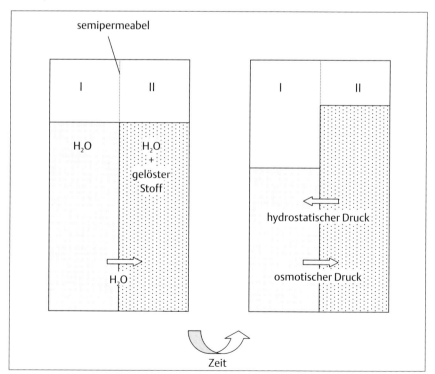

Abb. 5: Wassermoleküle diffundieren durch eine halbdurchlässige Membran, bis dem osmotischen Druck der gelösten Teilchen der statische Druck der Wassersäule entgegensteht.

Bedeutung
- Zellwände verhalten sich wie semipermeable Membranen. an denen aufgrund von gelösten Salzen und Molekülen ein bestimmter osmotischer Druck herrscht. Dieser Druck zwischen der Zelle und dem extrazellulären Raum ist normalerweise ausgeglichen.
- Für **Injektionen,** oder wenn aufgrund von Flüssigkeitsverlust das Volumen wieder aufgefüllt werden soll, macht man das mit Lösungen, die den gleichen osmotischen Druck haben wie die Flüssigkeiten in den Zellen. So wird der Elektrolytgehalt in den Zellen nicht verändert. Bei zu geringen Elektrolytkonzentrationen im Zwischenzellraum würde das Wasser in die Zelle hinein diffundieren, bis im Extremfall die Zelle platzt.
- Zwei Lösungen mit gleichem osmotischen Druck heißen *isotonisch.*
- Der osmotische Druck in einer Zelle entspricht dem einer 0,9%igen NaCl-Lösung, die deshalb auch als *isotonische Kochsalzlösung* bezeichnet wird.

1.2.3   Die metallische Bindung

Definition   Bei den Metallen bilden die Metallkationen eine Gitterstruktur, die durch die frei beweglichen Außenelektronen zusammengehalten wird.

Eigenschaften   75 % aller Elemente gehören zu den Metallen (s. Abb. 2). Die charakteristischen Eigenschaften von Metallen sind:
- die hohe elektrische und thermische Leitfähigkeit
- ihre plastische Verformbarkeit
- der Metallglanz
- wenig Außenelektronen und unbesetzte Atomorbitale
- geringe Ionisierungsenergie und dadurch leicht bewegliche, freie Elektronen
- Zusammenhalt der Atome durch frei bewegliche Elektronen (Elektronengasmodell, Energiebändermodell)
- Legierungen bestehen aus verschiedenen Metallen, die Metallatome sind leicht austauschbar, da keine festen Bindungen bestehen.

Beispiele   Ein Beispiel für Legierungen sind **Goldinlays** als **Zahnfüllungen**. Sie bestehen immer aus verschiedenen Metallen, da reines Gold zu weich wäre (z.B. 71 % Gold Au, 12,3 % Silber Ag, 3,9 % Platin Pt, 12,2 % Kupfer Cu, 0,5 % Zink Zn, 0,1 % Iridium IR).
Auch **Amalgam** ist eine Legierung, eine „Lösung" anderer Metalle in Quecksilber.

1.3   Säuren und Basen

Säuren

Definition   Säuren sind Verbindungen, die in Wasser gelöst Wasserstoffionen = Protonen H^+ abspalten können.

Herleitung   Vereinigen sich wasserlösliche Nichtmetalloxide, z.B. Kohlendioxid oder Schwefeldioxid, mit Wasser, indem das Gas in Wasser eingeleitet wird, so entstehen Säuren. Säuren, wie auch Laugen, gibt es also nur als wässrige Lösungen.

$$H_2O + CO_2 \leftrightarrow H_2CO_3 \leftrightarrow HCO_3^- + H^+ \leftrightarrow CO_3^{2-} + 2\,H^+$$
Kohlensäure → mit ihren Salzen, den Carbonaten

$$H_2O + SO_2 \leftrightarrow H_2SO_3 \leftrightarrow SO_3^{2-} + 2\,H^+$$

schweflige Säure → ihre Salze heißen Sulfite

Beispiele

HNO_3	→ Salpetersäure	→ ihre Salze heißen Nitrate
H_2SO_4	→ Schwefelsäure	Sulfate
H_3PO_4	→ Phosphorsäure	Phosphate
H_4SiO_4	→ Kieselsäure	Silikate
HCl	→ Salzsäure	Chloride

Basen

Definition   Basen oder Laugen sind Verbindungen, die in wässriger Lösung Hydroxylionen OH^- abspalten können.

Herleitung   Laugen entstehen bei der Reaktion von Metalloxiden mit Wasser.

$$CaO + H_2O \rightarrow Ca(OH)_2 \rightarrow Ca^{2+} + 2\,OH^- \rightarrow Calciumhydroxid$$

Bei der Benennung wird der Name des Metalls vorangestellt, gefolgt von *-hydroxid* als Bezeichnung für das Hydroxylion. Als Hydroxyl-Gruppe wird die OH-Gruppe bezeichnet, die fest gebunden in organischen Molekülen, z.B. den Alkoholen, vorkommt.

Beispiel   Metallisches Natrium reagiert sehr heftig mit Wasser unter Bildung von Natriumhydroxid NaOH. Es gibt also Stoffe, die bei Bränden nicht mit Wasser gelöscht werden dürfen, weil Wasser mit diesen sehr leicht reagiert und unter Umständen sogar explosionsartig neue Verbindungen entstehen.

Bedeutung   ▶ Alle genannten Säuren und ihre Salze werden in der **Homöopathie** eingesetzt, wie z.B. **Silicea**, die Kieselsäure. Salze der Kieselsäure sind in verschiedenen menschlichen Geweben vorhanden und Magnesiumsilikate werden als Antazida verwendet. Siliciumdioxid SiO_2 ist als Quarz ein Hauptbestandteil der Kieselerde. SiO_2 entsteht aus Kieselsäure durch Wasserabspaltung. Bei dieser Kondensation verbinden sich einzelne Moleküle zu langen Ketten.
   ▶ Eine Verschiebung der pH-Werte im Organismus zur sauren Seite und niedrigeren pH-Werten wird **Azidose** genannt. Bei Basenüberschuss entsteht eine **Alkalose** (siehe unten).

Neutralisation

Definition   Neutralisation ist die Reaktion einer Säure mit einer Lauge, wobei eine neutrale Lösung entsteht.

Beispiel   Bei der Reaktion von gleichen Teilen Salzsäure und Natronlauge entsteht Kochsalz und Wasser:

$$HCl + NaOH \rightarrow H^+ + Cl^- + Na^+ + OH^- \rightarrow NaCl + H_2O$$

Aus einer **Säure** und einer **Lauge** entsteht immer ihr **Salz**. Die Protonen und die Hydroxylionen verbinden sich zu Wasser.

1.4   Das Massenwirkungsgesetz

Definition Das Massenwirkungsgesetz besagt, dass eine Reaktion, je nach den Umgebungs-bedingungen wie Druck und Temperatur, nur zu einem bestimmten Grad abläuft, fast nie vollständig. Mathematisch lässt sich eine bestimmte Reaktion immer durch eine charakteristische Konstante beschreiben, die sich aus den Konzentrationen der Reaktionspartner und der Produkte ergibt.

Herleitung Jede Verbindung hat spezifische Eigenschaften und verhält sich wie bei chemischen Reaktionen, so auch in Lösung nach diesen Eigenschaften. Das wird mit dem Reaktionspfeil dargestellt:

$$A + B \rightarrow C + D$$

Die Reaktion muss aber nicht vollständig nach rechts zu den Produkten ablaufen, es kann sich auch ein Gleichgewicht einstellen und die Produkte reagieren wieder teilweise zurück und zerfallen zu den Ausgangsstoffen:

$$A + B \leftrightarrow C + D$$

Wo dieses Gleichgewicht liegt, hängt von den Reaktionspartnern ab, je nachdem welche der Verbindungen stabiler ist, aber auch von den Reaktionsbedingungen wie Temperatur und Druck. Viele Stoffe reagieren nicht vollständig oder gehen nur sehr langsam in die Endprodukte über.

Man beschreibt nun diese Reaktion und das Gleichgewicht über eine Zahl, die *Massenwirkungskonstante*, die sich aus den Konzentrationen C der jeweiligen Reaktionspartner ergibt:

$$K = \frac{C_A \times C_B}{C_C \times C_D}$$

Ändert man nun die Konzentration eines Reaktionspartners, verändern sich die Konzentrationen der anderen Stoffe so, dass die Konstante wieder erreicht wird. Erhöht man z. B. die Konzentration der Ausgangsstoffe, reagieren diese zum Teil weiter zu den Endprodukten, solange bis das Verhältnis von Ausgangs- und Endprodukten wieder das gleiche ist.

Bedeutung Mit dem Massenwirkungsgesetz lassen sich chemische Reaktionen und deren chemische Gleichgewichte beschreiben. Der **pH-Wert** gibt zum Beispiel das Gleichgewicht bei der Aufspaltung von Wasser in Protonen und Hydroxylionen an und deren Reaktionen, wie z. B. die Neutralisation.

1.4.1   Der pH-Wert

Definition Der pH-Wert einer wässrigen Lösung ist der negative dekadische Logarithmus der Wasserstoffionenkonzentration. Der pH-Wert ist also ein Maß für die Wasserstoffionenkonzentration, und damit ein Maß für den **sauren** oder **basischen Charakter** einer Lösung.

Herleitung pH-Werte gibt es nur bei wässrigen Lösungen. Deshalb soll nun anhand des chemischen Gleichgewichtes des Wassers der pH-Wert hergeleitet werden.

Wasser kann sich sowohl als Säure als auch als Base verhalten, da es sich zu einem kleinen Teil in Protonen H^+ und Hydroxylionen OH^- aufspalten kann:

$$H_2O \leftrightarrow H^+ + OH^- \qquad K = \frac{C_{H+} \times C_{OH^-}}{C_{H2O}} = 1,810^{-16} \text{ bei } 25°$$

Massenwirkungskonstante K

$C_{H2O} = 997 \text{ g/l} / 18 \text{ g/mol} = 55,3 \text{ mol/l}$

Die Konzentration des reinen undissoziierten Wassers H_2O ist sehr groß gegenüber den Konzentrationen von H^+ und OH^-, und deshalb praktisch konstant. C_{H2O} kann als Konstante in die Massenwirkungskonstante eingebaut werden (die Gleichung wird mit C_{H2O} multipliziert) und man erhält eine neue Konstante, das Ionenprodukt des Wassers:

$$C_{H+} \times C_{OH^-} = K_w = 1 \times 10^{-14} = \text{Ionenprodukt des Wassers}$$

Wird darauf der negative dekadische Logarithmus angewendet, erhält man den pH-Wert als einfache Zahl:

$$P_H + P_{OH} = 14$$
$$P_H = 7$$

Der pH-Wert ist also ein Maß für die Wasserstoffionenkonzentration (siehe Tab. 3). Und aus dem Ionenprodukt ergibt sich, dass die Hydroxylionenkonzentration umgekehrt proportional zur Wasserstoffionenkonzentration ist.

Bedeutung

saure Lösungen	→	**pH < 7**	hohe H^+-Ionen-Konzentration
neutrale Lösungen	→	**pH = 7**	H^+- und OH^- gleich groß
basische Lösungen	→	**pH > 7**	niedrige H^+-Ionen-Konzentration und hohe OH^--Konzentration.

Bereich	pH-Wert	H^+-Konzentration (mol/l)	OH^--Konzentration (mol/l)
Sauer	0	1	0,00000000000001
	1	0,1	0,0000000000001
	2	0,01	0,000000000001
	3	0,001	0,00000000001
	4	0,0001	0,0000000001
	5	0,00001	0,000000001
	6	0,000001	0,00000001
neutral	7	0,0000001	0,0000001
alkalisch	8	0,00000001	0,000001
	9	0,000000001	0,00001
	10	0,0000000001	0,0001
	11	0,00000000001	0,001
	12	0,000000000001	0,01
	13	0,0000000000001	0,1
	14	0,00000000000001	1

Tab. 3: Bedeutung des pH-Wertes.

Ein Überschuss an Protonen H$^+$ ist verantwortlich für die sauren Reaktionen in einer Lösung. Hohe Konzentrationen an Hydroxylionen OH$^-$ (und damit gleichzeitig niedrige H$^+$-Ionen-Konzentration) sind gleichbedeutend mit einem **alkalischen pH-Wert.**

▶ Die pH-Werte spielen auch im Körper für bestimmte Reaktionen oder im Stoffwechsel eine große Rolle. In Tabelle 4 sind deswegen einige Beispiele gegeben, welche Werte in Körperflüssigkeiten auftreten können. Im Blutplasma wird der pH-Wert z. B. sehr genau eingehalten.

▶ Die Nahrung kann auch basisch oder sauer sein. Dazu in Tabelle 5 die pH-Werte einiger Getränke.

Körperflüssigkeit	pH-Bereich
Speichel	6,5–7,0
Magensaft	1,2–3,0
Pankreassekret	7,4–8,5
Galle	6,2–8,5
Darmsaft	6,5–8,0
Vaginalsekret	3,2–4,2
Blutplasma	7,35–7,44

Tab. 4: pH-Werte von Körperflüssigkeiten.

Lebensmittel	pH-Wert
dest. Wasser	7
Milch	6,6
Kaffee	5
Bier	4,4
Orangensaft	3,7
Obstessig	3,2
Cola-Getränk	2,8

Tab. 5: Beispiele für pH-Werte verschiedener Lebensmittel.

▶ Störungen im Säure-Basen-Haushalt, die zu einem Anstieg des Blut-pH-Werts auf über 7,44 führen, werden als *Alkalose* bezeichnet, Störungen mit einem Abfall unter pH 7,36 als *Azidose*. Zu solchen Störungen kommt es, wenn entweder zuviel protonenliefernde Substanzen, Säuren, im Körper entstehen oder zugeführt werden oder der Organismus zuviel basische Substanzen verliert oder verbraucht. Entsprechendes gilt für die Alkalose.

Eine **metabolische Alkalose** kann entstehen, wenn dem Körper übermäßig Lactat, Citrat oder Hydrogencarbonat zum Beispiel bei einer Infusion zugeführt werden, oder wenn die Nierenfunktion aufgrund hormoneller Ursachen gestört ist (z. B. bei Hyperaldosteronismus). Eine respiratorische Alkalose kann durch Hyperventilation verursacht sein, wenn zuviel CO$_2$ abgeatmet wird und die Konzentration von Kohlensäure im Blut abfällt.

Eine **metabolische Azidose** ist zum Beispiel die Ketoazidose durch die überhöhte Bildung von Ketonkörpern (siehe Kap. 5.2.2.3). Hydrogencarbonatverluste treten bei Durchfall oder einer Einschränkung der renalen H$^+$-Ausscheidung auf.

Der Körper versucht sofort mit Hilfe der Puffersysteme des Blutes die Abweichungen vom Soll pH-Wert zu korrigieren (siehe unten). Mittelbar erfolgt die Regulierung über die Änderung der Atmung oder der renalen Ausscheidung.

Indikatoren

Definition

Indikatoren sind schwache organische Säuren, bei denen die undissoziierte Säure eine andere Farbe hat als das Säureanion.

Herleitung Entsprechend dem Massenwirkungsgesetz verschiebt sich das Gleichgewicht dieser schwachen Säuren im sauren, das heißt bei hohen Wasserstoffionenkonzentrationen, mehr zur undissoziierten Säure und im basischen zum freien Säurenanion. Dadurch ergeben sich unterschiedliche Farben, je nach pH-Wert der Lösung.

Beispiele

$$HA \leftrightarrow A^- + H^+,$$
$$\text{rot} \qquad \text{gelb}$$

Hier das Beispiel von Methylrot, das in einem pH-Bereich von 4 bis 6 von rot nach gelb umschlägt.
Andere Beispiele für Indikatoren sind:

> ▶ **Lackmus: rot-blau bei pH 6–8,**
> ▶ **Phenolphthalein: bei pH 8–10 Farbumschlag von farblos nach rot**

Bedeutung Auf **Urinteststreifen** findet sich auch immer ein Messfeld mit einem Indikator für den pH-Wert.
Auch können manche Lebensmittel ihre Farbe pH-abhängig ändern. So ist der Rotkohl im sauren, z. B. als Salat mit Essig, rötlich gefärbt und im alkalischen Spülmittel bläulich.

1.5   Puffersysteme

Definition Puffersysteme sind äquimolare Mischungen (mit gleichen Anteilen) schwacher Säuren HA und ihrer Alkalisalze A^-. Puffer sind dadurch unempfindlich gegen Säure- oder Basenzugabe, das heißt der pH-Wert einer wässrigen Lösung bleibt nahezu konstant.

Herleitung Am Beispiel des Kohlensäurepuffers wird gezeigt, dass solch eine Lösung eine bestimmte Säure- oder Laugenmenge *abpuffern* kann.

$$H_2O + CO_2 \quad \leftrightarrow \quad H_2CO_3 \quad \leftrightarrow \quad HCO_3^- + H^+ \quad \leftrightarrow \quad CO_3^{2-} + 2\,H^+$$
$$\text{Kohlensäure} \quad \text{Hydrogencarbonat} \qquad \text{Carbonat}$$

Das Gleichgewicht kann sich dabei beliebig zwischen den einzelnen Verbindungen hin und her schieben. Wird Säure zugegeben, werden die zusätzlichen Protonen vom Carbonat abgefangen und das System reagiert nach links zum Hydrogencarbonat und weiter bis zur undissoziierten Kohlensäure, die als CO_2 in der Lunge abgeatmet wird.
Werden Hydroxylionen zugegeben reagieren diese mit Protonen zu Wasser ($H_2O \leftrightarrow H^+ + OH^-$) und die verbrauchten Protonen werden von der Kohlensäure nachgeliefert, indem sie sich in Ionen aufspaltet. Das Gleichgewicht verschiebt sich nach rechts, damit die Konzentrationen wieder im Gleichgewicht sind (siehe auch Kap. 1.4 „Massenwirkungsgesetz").

Bedeutung Puffersysteme sind für alle Lebewesen von Bedeutung, da es durch die Stoffwechselvorgänge zu einer ständigen Änderung der Wasserstoffionenkonzentrationen kommt. Damit dadurch nicht andere chemische Reaktionen und Gleichgewichte beeinflusst werden, muss der pH-Wert möglichst konstant gehalten werden (siehe auch Tabelle 4 „pH-Werte in Körperflüssigkeiten"). Im menschlichen Körper geschieht das hauptsächlich über die Puffersysteme, die im Blut vorhanden sind und über das Blut in alle Körperregionen gelangen. Sie sind in Tab. 6 aufgeführt.

Pufferbase	Puffersystem	Anteil (%)
Hydrogencarbonat	HCO_3^-/H_2CO_3	52
Hämoglobin	Hb/HbO_2	31
Proteinat	Proteinat/Protein	15
Phosphat	$HPO_4^{2-}/H_2PO_4^-$	1

Tab. 6: Puffersysteme des Blutes.

Beispiele

Puffer enthalten die gleiche Menge an Säure und an Salz wie z.B. der Phosphorsäurepuffer $H_2PO_4^-/HPO_4^{2-}$. Auch die Kohlensäure und die Zitronensäure sind schwache Säuren, die zusammen mit ihren Salzen als Puffer wirken.

Bei einer H^+-Ionen-Anreicherung im Blut erfolgt durch eine Steigerung der Ventilation eine verstärkte Abatmung von CO_2. Dadurch wird der pH-Wert im Blut wieder normalisiert.

1.6   Redoxreaktionen

Definition

Redoxreaktionen, der Oberbegriff für Oxidationen und Reduktionen, sind Elektronenübergänge zwischen Atomen.

> **Oxidation** = Elektronenabgabe, ist oft eine Reaktion mit Sauerstoff
>
> **Reduktion** = Elektronenaufnahme, u. a. auch eine Reaktion mit Wasserstoff

Herleitung

Ein Redoxvorgang ist eine Elektronenverschiebung, die am Beispiel der Reaktion von Natrium mit Chlor erläutert wird.

$$\overset{\pm 0}{Na} + \overset{\pm 0}{Cl} \rightarrow \overset{+I}{Na^+} + \overset{-I}{Cl^-}$$

Die Elemente haben immer die Oxidationszahl ± 0, da sie ihre ursprüngliche Elektronenzahl besitzen und elektrisch neutral sind. Gehen sie in eine chemische Verbindung über, wird Natrium in diesem Falle oxidiert, es gibt sein Außenelektron ab, ist einfach positiv geladen und hat dann die Oxidationszahl +I. Chlor wird reduziert zu Chlorid mit der Oxidationszahl –I.

Bei geladenen Atomen entspricht die Oxidationszahl immer ihrer Ladung. In Molekülen hängt sie von den benachbarten Atomen und deren Elektronegativität, also der Elektronenverteilung im Molekül, ab (Beispiele siehe nächste Seite).

> **Wichtig** ist, dass eine Substanz nur oxidiert werden kann, wenn gleichzeitig eine andere reduziert wird. Durch den Elektronenübergang findet immer gleichzeitig eine Oxidation und eine Reduktion statt.

Beispiele

▶ Zunächst das Wasser als Beispiel.

$$\overset{\pm 0}{2H_2} + \overset{\pm 0}{O_2} \quad \rightarrow \quad \overset{+I \; -II}{2H_2O}$$

Entsprechend der Elektronenverschiebung im polarisierten Wassermolekül und der Stellung im Periodensystem (Oktettregel) hat Wasserstoff immer die Oxidationszahl +I, da es sein Elektron abgibt. Sauerstoff hat immer –II, da es die fehlenden zwei Elektronen anzieht.

▶ Bei der Reaktion von Natrium mit Wasser wird das Natrium oxidiert und ein Wasserstoff aus dem Wasser wird zu elementarem Wasserstoff reduziert:

$$\overset{\pm 0}{2\,Na} + \overset{+I \; -II}{2H_2O} \quad \rightarrow \quad \overset{+I \; -II \; +I}{2\,NaOH} + \overset{\pm 0}{H_2}$$

▶ Wasserstoffperoxid H_2O_2 hat eine oxidative Wirkung, da es leicht Sauerstoff abspaltet. Es wird deshalb zur Desinfektion eingesetzt, meist als 3 %ige wässrige Lösung.

$$\overset{+I \; -I}{2H_2O_2} \quad \rightarrow \quad \overset{+I \; -II}{2H_2O} + \overset{\pm 0}{O_2}$$

▶ Manche Elemente können auch in verschiedenen Oxidationsstufen auftreten und ineinander umgewandelt werden. Im menschlichen Organismus ist das zum Beispiel beim Eisen der Fall. Eisen kann hier zwei- und dreiwertig vorliegen. Das Eisen wird als Fe (II) im Gastrointestinaltrakt resorbiert und tritt im Ferritin dreiwertig als Fe (III) auf.

Die elektrochemische Spannungsreihe

Definition

In der elektrochemischen Spannungsreihe sind die Elemente nach ihrem Redoxpotenzial geordnet.

Das **Redoxpotenzial** sagt etwas darüber aus, wie leicht ein Stoff oxidiert oder reduziert wird. Manche Stoffe werden leicht oxidiert, bei den Metallen sagt man auch sie sind „unedel". Edle Metalle sind sehr stabil und unempfindlich gegen Sauerstoff und eine Oxidation, sie sind inert.

Herleitung

Das Redoxpotenzial lässt sich durch galvanische oder elektrolytische Experimente bestimmen. Werden zwei Metalle in eine wässrige Lösung eingetaucht und elektrisch leitend verbunden, z. B. Zink und Kupfer, so löst sich das unedlere Metall auf, indem es Elektronen an das andere Metall abgibt und als Kation in Lösung geht. Hier ist es das Zink, das gegenüber dem Kupfer unedler ist.

$$\begin{aligned} Zn &\rightarrow Zn^{2+} + 2\,e^- \qquad &&\text{Zinkstab in CuSO}_4\text{-Lösung} \\ 2e^- + Cu^{2+} &\rightarrow Cu \qquad &&\text{Kupfer scheidet sich als Metall ab} \\ \hline Zn + Cu^{2+} &\rightarrow Cu + Zn^{2+} \end{aligned}$$

Kupfer ist dagegen unedler als Gold, sodass in Verbindung mit Gold das Kupfer aufgelöst würde. Durch Vergleich aller Metalle miteinander erhält man die elektrochemische Spannungsreihe. Denn wenn man zwischen die Metalle ein Spannungsmessgerät setzt, lässt sich eine elektrische Spannung messen, die sich durch die unterschiedliche Elektronenabgabe der Metalle bis zu einem Gleichgewichtszustand einstellt.

Beispiele

In Tabelle 7 sind einige Beispiele aus der Spannungsreihe aufgeführt. Dabei wird die elektrische Spannung bzw. das Potenzial gegenüber eines festgelegten Nullpunktes, der Normalwasserstoffelektrode, angegeben. Die unedlen Metalle haben ein negatives Potenzial und die edlen ein positives.

Metall	el. Potenzial (V)	Metall	el. Potenzial (V)
Kalium	−2,92	Wasserstoff	0
Mg	−2,4	Kupfer	+0,35
Aluminium	−1,69	$Fe^{2+} \rightarrow Fe^{3+}$	+0,77
Zink	−0,76	Silber	+0,81
$Fe \rightarrow Fe^{2+}$	−0,44	Quecksilber	+0,86
Blei	−0,13	Gold	+1,42

Tab. 7: Ausgewählte Elemente der elektrochemischen Spannungsreihe.

▶ Zink Zn ist unedler als Kupfer = Cu. Das edelste Metall ist Gold = Au.
▶ Unedle Metalle haben eine stärker reduzierende Wirkung, edlere Metalle eine oxidierende Wirkung.
▶ Ein System kann nur dann reduzierend (oxidierend) wirken, wenn sein Potenzial negativer (positiver) ist als das seines Reaktionspartners.

Wie wir später sehen werden, gibt es auch im menschlichen Körper Stoffe die oxidierend wirken, also Elektronen aufnehmen und andere, die Elektronen abgeben. Dort sind es jedoch überwiegend organische Moleküle wie zum Beispiel das FADH, das ein Reduktionsäquivalent ist.

Elektrolyse

Definition
Herleitung

Elektrolyse ist die Wanderung von Ionen zu den Elektroden und ihre Entladung.
Bei der Elektrolyse wird an eine Salzlösung mit Hilfe von zwei Elektroden eine Spannung angelegt. Es wird also Energie zugeführt und das System geht über das chemische Gleichgewicht eines galvanischen Elementes hinaus. Die unedelste Substanz in der Lösung wird reduziert, die edelste wird oxidiert.

1.7   Katalyse

Definition

Katalysatoren sind Stoffe, die Reaktionen beschleunigen ohne selbst verbraucht zu werden.

Herleitung

Eine chemische Reaktion läuft nur selten von selbst ab. Wenn stabile Verbindungen vorliegen, haben diese keinen Grund sich zu verändern und zu reagieren. Sollen diese Substanzen nun verändert werden und in andere umgewandelt werden, muss immer Energie zugeführt werden. Diese Energie ist notwendig um Bindungen zwischen den Atomen zu spalten. Erst dann können sich die Atome in einer neuen Anordnung wieder verknüpfen.

So ist zum Beispiel bei der Reaktion von Wasserstoff mit Sauerstoff erst eine Flamme oder ein Zündfunke notwendig, damit die beiden Gase in einer heftigen Reaktion, explosionsartig miteinander zu Wasser reagieren können.

Die freiwerdende Energie zeigt, dass das entstehende Wasser eine geringere Energie hat als die Ausgangsstoffe. Dennoch reagieren Wasserstoff und Sauerstoff bei normaler Temperatur nicht direkt miteinander. Es muss zuerst eine Aktivierungsenergie zugeführt werden. Die Energie wird für die Spaltung der Atombindungen in den Wasserstoff- und Sauerstoffmolekülen benötigt.

Dies kann, wie in der Abb. 6, in einem *Energieschema* dargestellt werden. Die Aktivierungsenergie stellt sich als ein Energieberg dar, der zuerst überwunden werden muss.

Hält man in einen Wasserstoff-/Sauerstoffstrom Platinasbest, so reagieren die Gase schon bei Raumtemperatur. Die Reaktionsgeschwindigkeit wurde auf das vieltausendfache erhöht. Solche Stoffe, die die Reaktionsgeschwindigkeit erhöhen indem sie den Energieberg erniedrigen, werden *Katalysatoren* genannt. Sie verändern sich bei dieser Reaktion selbst nicht. Sie stehen deshalb einer Reaktion immer wieder zur Verfügung und werden nur in sehr geringen Konzentrationen benötigt.

Allgemein überführen Katalysatoren (K) die Ausgangsstoffe (A) in reaktive Zwischenverbindungen (AK), die in der Lage sind ohne Energiezufuhr mit dem Reaktionspartner (B) zu reagieren:

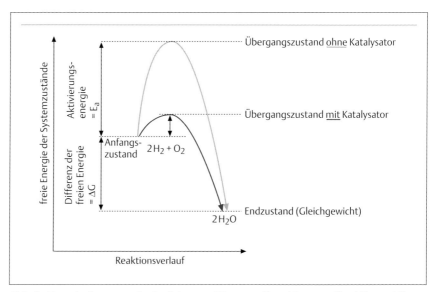

Abb. 6: Energiediagramm der Reaktion von Wasserstoff und Sauerstoff zu Wasser. Mit Katalysator verläuft die Reaktion rascher.

A + K ↔ AK   Das Zwischenprodukt reagiert sofort weiter.
AK + B ↔ AB + K
_____
A + B ↔ AB

Bedeutung Auch im menschlichen Körper müssen Umsetzungen und Reaktionen ablaufen. Damit das bei Körpertemperatur möglich ist, werden Katalysatoren gebraucht. Hier sind das die Enzyme, die sehr wichtig für alle Vorgänge im Körper sind und deshalb in einem eigenen Kapitel behandelt werden.

▶ Enzyme werden auch als **Biokatalysatoren** bezeichnet.

2 Organische Chemie

Definition

Die organische Chemie ist die **Chemie des Kohlenstoffs,** die Grundlage der **Lebensvorgänge** und geht fließend über in die **Biochemie**.

Bedeutung

Die wichtigsten Elemente in der organischen Chemie sind der Kohlenstoff und der Wasserstoff. Beide sind Bestandteil der *Kohlenwasserstoffe*. Kohlenstoff und die Elemente des Wassers (Sauerstoff und Wasserstoff) bilden die *Kohlenhydrate*, also die Zucker. Bei den *Aminosäuren* kommt dann als weiteres wichtiges Element noch der Stickstoff hinzu. Diese Verbindungsklassen spielen im **Stoffwechsel** eine große Rolle und werden deshalb im Folgenden besprochen.

Darstellung der Moleküle

Es werden neben der für die Schriftform unüblichen dreidimensionalen Darstellung im wesentlichen zwei Schreibweisen für die Formeln angewandt:

▶ Die *Summenformel*, in welcher die Art und Anzahl der Elemente angegeben wird. Hier als Beispiel das Wasser: H_2O.

▶ Die *Strukturformel*, wo vereinfacht in zweidimensionaler Darstellung die räumliche Struktur veranschaulicht werden soll. Am Beispiel des Wassers sieht diese wie folgt aus:

$$H\!-\!\!\overset{}{\underset{|}{O}}\!-\!H$$

Wasser ist ein gewinkeltes Molekül, wo die drei Atome in einer Ebene liegen. Viele organische Moleküle sind aber dreidimensional, da die Atome um den Kohlenstoff meist dreidimensional (siehe auch Kap. 2.1.2.1) angeordnet sind.
Tetraederstruktur von Methan:

Zur Vereinfachung werden diese Moleküle auch oft in Form einer zweidimensionalen Strukturformel dargestellt:

$$H\!-\!\!\overset{\overset{\displaystyle H}{|}}{\underset{\underset{\displaystyle H}{|}}{C}}\!-\!H$$

▶ Mit Hilfe der *Kalottenmodelle* lässt sich die Raumausfüllung des ganzen Moleküls darstellen. Die Ausdehnungen der einzelnen Atome werden dabei durch Kugelkalotten repräsentiert. Abb. 7 zeigt das Kalottenmodell des Methans, das einer langkettigen Fettsäure und der Glucose.

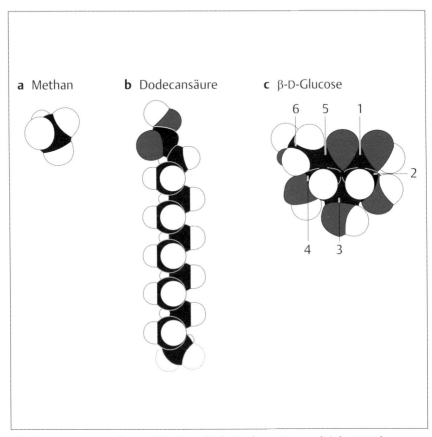

Abb. 7: Kalottenmodelle des a) Methans, b) der Dodecansäure und c) der β-D-Glucose. Die Kohlenstoffatome sind schwarz dargestellt, der Wasserstoff weiß und die Sauerstoffatome farbig.

2.1   Kohlenstoff

Einleitung

Kohlenstoff steht in der Mitte der 1. Achterperiode. Er hat deshalb eine Affinität zu elektronegativen und elektropositiven Elementen. Der Kohlenstoff kann deshalb verschiedene Oxidationszahlen besitzen. Aus den verschiedenen Oxidationsstufen ergeben sich wieder verschiedene Verbindungsklassen:

+ IV	+II	±0	-II	-IV
CO_2	HCOOH	HCHO	CH_3OH	CH_4
	Ameisensäure	Formaldehyd	Methanol	Methan

Das sind die Kohlenwasserstoffe, z.B. Methan, die Alkohole, die Aldehyde und die Carbonsäuren. Die höchste Oxidationszahl hat der Kohlenstoff im Kohlendioxid.
Dem Kohlenstoffatom fehlen vier Elektronen zur Edelgaskonfiguration und er geht deshalb immer vier Bindungen ein.
Die Nachbarelemente haben viel einseitigere Eigenschaften. Deshalb ist der Kohlenstoff zum Träger des organischen Lebens mit seinen vielseitigen Wandlungen durch die Oxidationsstufen prädestiniert.
In der Biosphäre liegen $2,7 \times 10^{11}$ t Kohlenstoff gebunden vor. Silicium ist das nächste Element in der 4. Hauptgruppe. Im Gegensatz zu Kohlendioxid ist Siliciumdioxid (SiO_2, Quarz) kristallin und somit für die Assimilation ungeeignet (siehe auch Kapitel 1.3).
Vorkommen von Kohlenstoff sind im freien Zustand Graphit und Diamant, gebunden ist er in Mineralien, im Pflanzen- und Tierreich, als Kohlendioxid in Luft und Wasser und in Form von Carbonaten als Marmor, Kalkstein oder Kreide.

Bedeutung

Aktivkohle ist reiner Kohlenstoff, der besonders fein gemahlen ist. Je feiner verteilt und je kleiner die Teilchen sind, um so größer ist ihre Oberfläche. Feste Stoffe können Gase oder gelöste Stoffe an ihrer Oberfläche anreichern = „Adsorption". Kieselerde und Aktivkohle können an dieser großen Oberfläche bis zu 50 % ihres Gewichts aufnehmen.

▶ Die Aktivkohle dient deshalb zum Beispiel zur **Adsorption giftiger Gase** aus der Luft oder dem Darm und wird unter anderem zur Entgiftung des Darms bei Entzündungen eingesetzt.

2.1.1   Kohlendioxid

Entstehung

Bei der Verbrennung von Kohlenstoff entsteht zunächst Kohlenmonoxid (sogenannte unvollständige Verbrennung). Kohlenmonoxid ist etwa so schwer wie Luft und giftig. Bei weiterer Energie- und Sauerstoffzufuhr entsteht Kohlendioxid. Dieses Gas ist schwerer als Luft und sammelt sich deshalb am Boden. Es verdrängt dort den Sauerstoff, wodurch z.B. in Tiefgaragen Erstickungsgefahr entstehen kann.

$$½ O_2 + C \rightarrow CO \qquad\qquad C + O_2 \rightarrow CO_2 \qquad\qquad \overset{H_2O}{CO_2 \leftrightarrow H_2CO_3}$$

Kohlendioxid löst sich in Wasser als Kohlensäure (siehe auch Kapitel 1.3).

Bedeutung

Im Körper ist Kohlendioxid ein Endprodukt des Stoffwechsels. Der Transport von CO_2 und Sauerstoff über das Blut verläuft wie folgt:

❶ CO_2-Transport:
▶ 45 % als HCO_3^- im Blutplasma
▶ 45 % im Erythrozyten (35 % als HCO^-_3, 10 % als CO_2 an Hämoglobin)
▶ 10 % physikalisch gelöst als CO_2-Gas

❷ O_2-Transport:
▶ 97 % an Hämoglobin
▶ 3 % gelöst im Plasma

Die Atmung wird durch den pH-Wert des Blutes und den CO_2-Partialdruck gesteuert.

2.1.2   Kohlenwasserstoffe

Alkane

Definition

Alkane heißen auch *gesättigte Kohlenwasserstoffe* weil der Kohlenstoff an allen 4 möglichen Bindungen mit einem Element verbunden ist. Die Kohlenwasserstoffe bestehen aus Kohlenstoff und Wasserstoff. Die Kohlenstoffatome aneinandergereiht bilden eine Kette. Diese Kette kann sowohl geradlinig sein, als auch verzweigt.

Beispiele

Methan CH_4
Ethan CH_3-CH_3 $= C_2H_6$
Propan CH_3-CH_2-CH_3 $= C_3H_8$

Die Kette kann nun beliebig um weitere -CH_2-Einheiten (Methylen-Gruppen) verlängert werden. Die nächste Verbindung ist das Butan, dann geht die Benennung mit der griechischen Bezeichnung der Kettenlänge weiter: Pentan, Hexan, Heptan usw. Diese Reihe zunehmender Kettenlänge in einer Verbindungsklasse wird auch *homologe Reihe* genannt.

Die allgemeine Summenformel der Alkane ist C_nH_{2n+2}
und in ihrer Bezeichnung haben sie immer die Endung „-an."

Aufgrund der räumlichen Anordnung der vier Bindungen am Kohlenstoff sind die Ketten zickzackförmig:

Hängt solch eine Kohlenwasserstoffkette an einem anderen Molekül, dann heißt sie allgemein Alkylrest, oder Methyl-, Ethyl-, Propyl-Gruppe usw.

Die Benennung geht immer von der längsten Kette aus, deren C-Atome durchnummeriert werden. Die Stelle eines abzweigenden Rests wird mit dieser Nummer angegeben und mit seinem Namen. Dazu kommt die Angabe mono- oder di-, je nachdem wie viele dieser Reste vorhanden sind. Z.B.: 2,2-Dimethyl-Butan, wo am zweiten C-Atom des Butans zwei Methylgruppen sitzen.

Eigenschaften Die niederen Alkane sind gasförmig. Mit steigendem Molekular-Gewicht steigen die Siedepunkte. Ab fünf C-Atomen in der Kette sind sie flüssig und ab 16 sind sie fest (Paraffine).

▶ Einteilung nach der Kettenlänge:

Erdgas	C_3/C_4
Petroläther	C_5/C_6
Benzin	$C_7 - C_{10}$
Paraffinöle	$C_{12} - C_{16}$
Paraffine	$C_{22} - C_{40}$

▶ Die Paraffine sind umso weicher und flüssiger, je verzweigter ihre Kohlenstoffkette ist. Die Kohlenwasserstoffe sind im Gegensatz zu Wasser unpolare Verbindungen, da keine Elemente mit hoher Elektronegativität (= Elektronenaffinität) enthalten sind. Die flüssigen Verbindungen dienen deshalb vor allem als Lösungsmittel für organische und unpolare Substanzen. Die Kohlenwasserstoffe sind nicht wasserlöslich und können keine Salze lösen. Aufgrund ihres unpolaren Aufbaus sind sie ölfreundlich = *lipophil* und wasserabweisend = *hydrophob*.

Alkene

Definition Alkene sind *ungesättigte Kohlenwasserstoffe*. Sie besitzen eine oder mehrere Doppelbindungen, die nicht mit Wasserstoff abgesättigt sind.

Beispiele Äthen $H_2C=CH_2$

Butadien(1,3) $H_2C-CH-CH=CH_2$ mit zwei Doppelbindungen, an erster und dritter Position

$$H_2C \underset{}{\overset{H}{=}} C - C \overset{CH_2}{\underset{H}{=}}$$

Ist an einem Kohlenstoffatom eine Doppelbindung vorhanden, so liegen alle drei Bindungen in einer Ebene. Das Molekül von Butadien ist also *planar*, die Kohlenstoff- und Wasserstoff-Atome liegen alle in einer Ebene.

Alkine

Definition Alkine gehören auch zu den ungesättigten Kohlenwasserstoffen, sie enthalten eine Dreifachbindung.

Beispiel   Äthin $H - C \equiv C - H$ = Acetylen

Acetylen/Luft-Gemische sind leicht brennbar und werden in Gasbrennern zum Schweißen eingesetzt.

Cycloalkane

Definition

Cycloalkane sind zyklische, das heißt ringförmige Kohlenwasserstoffe, die einen gesättigten Ring enthalten.

Beispiele

Ab einer C_4-Kohlenstoffkette existieren diese ringförmigen Verbindungen, z. B. das Cyclohexan: Oder abgekürzt geschrieben:

Die Summenformel C_6H_{12} des Cyclohexan könnte aber auch zu einem langkettigen Kohlenwasserstoff mit mehreren Doppelbindungen gehören. Die Methylengruppen sind dann anders untereinander verknüpft. Solche Verbindungen heißen Isomere.

Isomere haben die gleiche Summenformel, aber unterschiedliche Struktur.

Ein Beispiel für zwei Isomere sind Ethanol und Dimethylether:
Ethanol und Dimethylether haben beide die Summenformel C_2H_6O. Sie unterscheiden sich nur in der Verknüpfung der Atome, also in ihrer Struktur oder *Konstitution*.

Ethanol   Dimethylether

Terpene

Definition

Terpene sind ungesättigte Kohlenwasserstoffe, C_{10}-Verbindungen, die aus Isoprengrundeinheiten aufgebaut sind.

Isopren = 2-Methylbutadien (1,3)

Bedeutung

▶ Zyklische Terpene sind z. B. Limonen oder Campher, die in pflanzlichen ätherischen Ölen enthalten sind.
▶ Terpene und höhere Verbindungen wie das Squalen sind auch Bausteine der Steroide wie z. B. Cholesterin und Gallensäuren.

▶ Naturkautschuk ist ein lineares Polymer, aufgebaut aus Isopreneinheiten.

CH₃

H₃C⊢CH₃   Campher

Squalen

Aromatische Kohlenwasserstoffe

Definition
Aromatische Kohlenwasserstoffe haben in ihrer Struktur alle mindestens einen Benzolring enthalten.

Herleitung
Anfang des 19. Jahrhunderts wurden diese Verbindungen aufgrund ihres charakteristischen Geruchs als „aromatische" Verbindungen bezeichnet. Dazu gehören als komplexe organische Verbindungen z. B. Vanillin, Cumarin, Bittermandelöl und viele mehr. Es sind leicht flüchtige Verbindungen, die man deshalb über die Nase wahrnehmen kann.

Grundlage dieser Verbindungen ist der Benzolring, bestehend aus drei Acetyleneinheiten: $3C_2H_2 \rightarrow C_6H_6$

Benzol

Eigenschaften ▶ Das Charakteristische dieser aromatischen Verbindungen ist das ebene Ringsystem des Benzolrings mit seinen konjugierten (abwechselnden) Doppelbindungen. Diese Verbindungen sind daher besonders stabil. Die Elektronen können sich in solch einem Ring frei bewegen, was oft zu besonderen Eigenschaften wie Geruch oder Farbe solcher Verbindungen führt. **Benzol** selbst ist eine farblose, giftige Flüssigkeit mit charakteristischem Geruch.

▶ Als Kohlenwasserstoffe handelt es sich um fettlösliche Verbindungen (= lipophil, = hydrophob).

▶ Weitere Beispiele für aromatische Verbindungen, abgeleitet vom Benzol

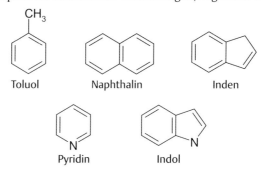

CH₃

Toluol   Naphthalin   Inden

Pyridin   Indol

Bedeutung	**Indol** ist ein Tryptophanabbauprodukt bei der Eiweißfäulnis im Darm.

Bedeutung **Indol** ist ein Tryptophanabbauprodukt bei der Eiweißfäulnis im Darm.
Benzol ist krebserzeugend und zur Zeit noch mit bis zu 0,5 % in Benzin enthalten. Es kann an Tankstellen über das Benzin eingeatmet werden und von fetthaltigen Lebensmitteln, z. B. Schokolade, die dort zum Verkauf angeboten wird, aufgenommen werden.

Chlorkohlenwasserstoffe

Definition Chlorkohlenwasserstoffe sind Kohlenwasserstoffe, bei denen ein oder mehrere Wasserstoffatome durch Chlor ersetzt sind.

Beispiele Entsprechend dem Einbau eines oder mehrerer Chloratome, die stark elektronegativ sind, ändert sich auch die Oxidationszahl des Kohlenstoffs.

$-II$		$+II$	
CH_3CI	Methylchlorid	$CHCl_3$	Chloroform
± 0		$+IV$	
CH_2CI_2	Methylenchlorid	CCI_4	Tetrachlorkohlenstoff

Bedeutung
- ▶ **Chloroform**, das früher als Narkotikum verwendet wurde, führt zu **Herzschäden**. Danach wurde **Ether** (= Diethyläther, $H_3C-CH_2-O- CH_2-CH_3$) eingesetzt, das heute aber auch nicht mehr verwendet wird.
- ▶ **FCKW** = Fluorchlorkohlenwasserstoffe, die früher als Kühlmittel und Treibgase Verwendung fanden, zerstören wie die Chlorkohlenwasserstoffe die Ozonschicht, da sie alle gasförmig oder leicht flüchtig sind.
- ▶ **Tri-** und **Tetrachlorethylen** dienen als Lösemittel und werden zur Metallentfettung und in der Textilreinigung eingesetzt. Gefahren entstehen durch den Übertritt ins Blut bei der Einatmung. **Der WHO-Grenzwert** beträgt **5mg/m³ Raumluft.**
- ▶ Das Kontaktinsektizid **DDT** (Dichlor-diphenyl-trichlorethan) wurde wegen seiner hohen Akkumulation in der Nahrungskette 1972 in der Bundesrepublik **verboten**.
- ▶ **Pentachlorphenol PCP** war bis 1978 neben Lindan die Hauptwirksubstanz in Holzschutzmitteln. Lindan wird heute noch in Holzschutzmitteln eingesetzt, neben neuen Wirkstoffen, den sogenannten biologischen Pestiziden, den Pyrethroiden. Pyrethroide haben sich in Tierversuchen als **neurotoxisch** erwiesen. Ferner ist der hohe Lösemittelgehalt der Holzschutzmittel problematisch und wahrscheinlich für viele Schäden wie Lebererkrankungen oder Polyneuropathien verantwortlich.
- ▶ **Dioxine** sind sehr stabile chlorierte Kohlenwasserstoffe, die in Müllverbrennungsanlagen oder in der Stahlindustrie, aus anderen Chlorverbindungen z. B. aus polychlorierten Biphenylen PCB, entstehen. Die lipophilen Substanzen gehen vor allem in das Fett- und Nervengewebe und finden sich mit hohen Konzentrationen in der Muttermilch. Dioxine haben **Einfluss auf die Gentranskription** (Siehe Kap. 6.2), sind **kanzerogen** und führen unter anderem zu **Immunstörungen** und **Leberschäden**.

2.1.2.1 Spiegelbildisomere

Definition   Sobald ein Molekül ein asymmetrisches C-Atom besitzt (das ist ein C-Atom mit vier verschiedenen Resten = Chiralitätszentrum) gibt es zwei sogenannte *Spiegelbildisomere*, eine D- und eine L-Form. Diese Isomere sind optisch aktiv, sie drehen die Ebene von linear polarisiertem Licht nach links oder rechts und werden deshalb auch *optische Antipoden* genannt.

Herleitung   Die Bindungselektronen zwischen Kohlenstoff und seinen vier Bindungspartnern stoßen sich gegenseitig ab. In einem gesättigten Kohlenwasserstoff ist das der Grund, weshalb sich die vier Atome um den Kohlenstoff mit dem größt möglichen Abstand zueinander anordnen, nämlich in Form eines Tetraeders.

Tetraederstruktur von Methan:

Aufgrund der tetraederförmigen Anordnung der vier Bindungen gibt es zum Beispiel beim 2-Chlorbutan zwei mögliche räumliche Anordnungen des Chloratoms:

Die Moleküle nehmen eine sogenannte D- und eine L-Konfiguration ein. Die zwei Moleküle sind nicht identisch, sie unterscheiden sich jedoch nur in der räumlichen Anordnung der Atome, nicht bei den Bindungen zwischen den Atomen. Sie können durch drehen nicht deckungsgleich gebracht werden. Sie sind, wie unsere linke und rechte Hand, spiegelbildlich zueinander aufgebaut. Es sind Spiegelbildisomere (Chiralität = Händigkeit).

Bedeutung   Wichtiger als die physikalische Eigenschaft, die Ebene des linear polarisierten Lichtes zu drehen, ist das biochemische Verhalten chiraler Moleküle. Diese Verbindungen sind wichtig für spezifische Vorgänge bzw. Reaktionen im Körper. **Enzyme** sind Proteine aus L-Aminosäuren (siehe dort), sie sind also chiral gebaut und können nur ein Isomer umsetzen. Das Enzym reagiert also nur mit einem dieser zwei Spiegelbildisomere weiter zum gewünschten Produkt.

2.1.2.2 Radikale

Definition   Radikale sind Moleküle oder Atomgruppen mit einem einzelnen, ungepaarten Elektron.

Herleitung   Durch Energiezufuhr können Bindungen genau in der Mitte aufgespalten werden, sodass jede der beiden entstehenden Atomgruppen ein einzelnes freies Elektron behält:

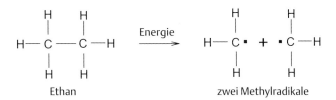

allgemeiner Alkylrest: $R — CH_2 \bullet$

Vor allem durch Einwirkung von Licht, UV- oder anderen energiereichen Strahlen können Kohlenstoffverbindungen in organischen Molekülen gespalten werden und es entstehen Alkylradikale oder auch Alkylreste genannt.

▶ Radikale existieren nur **kurzzeitig** und sind **sehr reaktionsfähig.**

Sie sind eigentlich nur intermediäre Reaktionsprodukte, denn sie wollen ihr ungepaartes, einzelnes Elektron wieder absättigen und eine stabile Elektronenkonfiguration erreichen. Sie reagieren deshalb mit dem nächst möglichen Molekül weiter.

Bedeutung   Radikale sind sehr aggressive Moleküle und versuchen sofort ihr Elektron abzusättigen, indem sie sich mit einem anderen Molekül verbinden. Dieses sind unkontrollierte chemische Reaktionen, die zu Veränderungen von Molekülen, wie zum Beispiel auch der DNA, führen können und damit zur Krebsentstehung. Radikale, die überall entstehen können, können mit Hilfe sogenannter **Antioxidanzien** abgefangen und unschädlich gemacht werden.

Antioxidanzien, die durch ihr niedriges Redoxpotenzial leicht oxidierbar sind, schützen den Körper vor der unerwünschten Oxidation anderer Verbindungen durch die freien Radikale. Pflanzliche Lebensmittel sind besonders reich an Antioxidanzien wie z. B. dem β-Carotin, Vitamin C und Vitamin E.

2.1.3   Alkohole

Definition   Alkohole sind organische Verbindungen mit einer Hydroxylgruppe, OH-Gruppe.

Beispiele   Methanol CH_3OH

Ethanol CH_3CH_2OH

Propanol $CH_3CH_2CH_2OH$

Phenole sind Alkohole mit einem aromatischen Rest (Benzolrest) im Molekül = AR-OH.

Eigenschaften Durch diese polare Gruppe sind die kleinen Moleküle gut wasserlöslich: Methanol, Ethanol, Propanol, Isopropanol H_3C-CHOH-CH_3, sind unendlich löslich in H_2O.

Mit zunehmendem Molekulargewicht, also längerem unpolaren Rest R-OH, nimmt die Wasserlöslichkeit ab:

Butanol 7,9 %, n-Amylalkohol $CH_3 (CH_2)_3 CH_2OH$ 2,3 %,

diese sind auch Nebenprodukte bei der alkoholischen Gärung, sogenannte Fuselalkohole.

Bedeutung   Bei der Vergärung von Zucker entsteht mit Hilfe von Enzymen der Hefepilze Ethanol und Kohlendioxid:

$$C_6H_{12}O_6 \rightarrow 2EtOH + 2CO_2$$

Ether entstehen aus zwei Alkoholen durch Wasserabspaltung (Kondensation) = R-O-R.

$$2 \, C_2H_5OH \rightarrow H_3C\text{-}CH_2\text{-}O\text{-}CH_2\text{-}CH_3 + H_2O$$

Dieser Diethylether, auch einfach **„Äther"** genannt, wird für die **Inhalationsnarkose** eingesetzt.

Mehrwertige Alkohole

Definition   Mehrwertige Alkohole sind Moleküle mit mehreren Hydroxylgruppen.

Beispiele

Ethylenglykol	CH_2OHCH_2OH	= Glykol
Propylenglykol	$H_3CH_2OHCH_2OH$	
Propandiol (1,3)	$HOCH_2 \text{-} CH_2 – CH_2OH$	
Glycerin	$HOCH_2 – CHOH – CH_2OH$	

Bedeutung   Glykol und Glycerin dienen als Frostschutzmittel. Glycerin ist auch in Salben und Bremsflüssigkeit enthalten. Glycerin ist durch seine drei OH-Gruppen stark wasseranziehend = *hygroskopisch*.

2.1.4   Aldehyde und Ketone

Definition   Aldehyde und Ketone sind Verbindungen, die einen doppelt gebundenen Sauerstoff enthalten, R-CO-H und R-CO-R.

Herleitung   Durch Oxidation von Alkoholen entstehen Aldehyde und Ketone. Aus einem primären Alkohol (mit einer endständigen OH-Gruppe) wird ein Aldehyd und aus einem sekundären Alkohol, der seine Hydroxylgruppe in der Mitte des Moleküls hat wird ein Keton. Dabei findet keine Reaktion mit Sauerstoff statt, sondern es wird Wasserstoff entzogen.

Aldehyde können zu Carbonsäuren weiter oxidiert werden.

| primärer Alkohol | → | Aldehyd | | → | Carbonsäure |

z.B. Ethanol   →   Ethanal (= Acetaldehyd) →   Essigsäure
C_2H_5OH → CH_3CHO → CH_3COOH

sekundärer Alkohol   →   Keton

Beispiele	Formaldehyd	HCHO	gasförmig (Formalinlösung: 38 %ig in Wasser).
	Benzaldehyd	$\varnothing$-CHO	z.B. in Bittermandelöl
	Aceton	H_3C-CO-CH_3	ist ein chemisches Lösungsmittel mit narkotisierender Wirkung und im Körper zusammen mit anderen Ketonkörpern (s.u.) verantwortlich für das ketoazidotische Koma.
	Zimtaldehyd	$\varnothing$-CH = CH-CHO	

Bedeutung

▶ **Ketonkörper** können bei Stoffwechselreaktionen, vor allem bei Kohlenhydratmangel entstehen. Im Hungerzustand und bei Diabetes ist der Spiegel der Ketonkörper im Blut erhöht. Das sind vor allem *Aceton*, *Acetoacetat* und β-Hydoxibutyrat (siehe Abb. 8). Diese Ketonkörper reagieren außerdem sauer. Sie beanspruchen die Alkalireserve des Blutes und hohe Konzentration führen zum Zusammenbruch des Säuren-Basen-Haushaltes, dann zu einer **Azidose** und am Schluss zum ketoazidotischen Koma z.B. bei Diabetes (siehe Kap. 5.2.2.3 und 5.2.3.2).

▶ **Formaldehyd** ist ein Gas und spielt vor allem in Innenräumen eine Rolle, wo es aus Span- und Faserplatten, Kleidungsstücken (Knitterfreiausrüstung) und Klebstoffen freigesetzt wird und sich anreichert. Formaldehyd kann allergische und **toxische Reaktionen** an Haut- und Schleimhäuten auslösen, es ist oft Auslöser des **atopischen Ekzems** (z.B. durch Klebstoffe in Schuhen). Dosisabhängig hat es **krebserzeugendes Potenzial**.

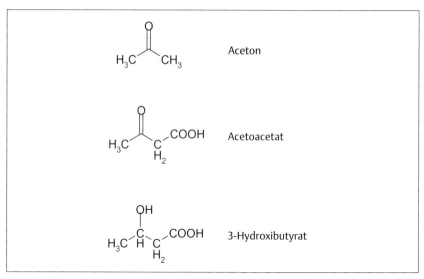

Abb. 8: Bei hohem Angebot an Acetyl-CoA entstehen in der Leber Ketonkörper.

2.1.4.1 Kohlenhydrate

Definition Die Kohlenhydrate, = *Saccharide* = *Zucker,* haben ihren Namen von ihrer Zusammensetzung, dem Kohlenstoff und den Elementen des Wassers. Einfache Zucker haben die Summenformel $C_n(H_2O)_n$.

Bedeutung Die Kohlenhydrate spielen für das Leben eine zentrale Rolle. Mengenmäßig stellen sie den größten Anteil der auf der Erde vorkommenden organischen Substanzen. Sie werden von den grünen Pflanzen im Rahmen der Photosynthese aus Kohlendioxid und Wasser und mit Hilfe von Sonnenlicht in gigantischen Mengen gebildet. Die Sonnenenergie wird hierbei als chemische Energie in den Kohlenhydraten gespeichert und ist in dieser Form für jedes Lebewesen nutzbar. Im menschlichen Organismus spielen die Kohlenhydrate als schnell verfügbare **Energiequelle** die größte Rolle.

Benennung Die Zucker gehören zu der Verbindungsklasse der Aldehyde und Ketone. Es sind Polyalkohole bei denen eine OH-Gruppe zur Carbonylgruppe oxidiert ist. Wichtige Zucker sind Pentosen, die 5 Kohlenstoffatome in einer Kette haben und die Hexosen mit einer Kohlenstoffkette mit 6 C-Atomen. Wichtige Vertreter der Hexosen sind Glucose und Fructose:

Kohlenhydrate bestehen also aus Kohlenstoff, Wasserstoff und Sauerstoff. Entsprechend ihrer Größe werden sie in Gruppen eingeteilt:

➡ **Monosoccharide**   Einfachzucker
➡ **Disaccharide**   di = zwei
➡ **Oligosaccharide**   bestehen aus 3–10 Monosacchariden
➡ **Polysaccharide**   poly = viele, Makromoleküle aus mehr
                         als zehn Monosacchariden

Die Monosaccharide sind die kleinsten Einheiten der Kohlenhydrate. Es gibt
▶ Aldosen: mit einer Aldehydgruppe
▶ Ketosen: mit einer Ketogruppe
▶ Pentosen und Hexosen, je nach Anzahl der C-Atome in ihrer Kohlenstoffkette
Sie können in einer offenen und einer geschlossenen Form vorliegen (Ringform = Halbacetal). In der Ringform gibt es zwei Anomere (α, β), je nach Stellung der OH-Gruppe am ersten C-Atom (siehe Abb. 9).
Außerdem kann diese Ringform als Fünf- bzw. Sechseck gebildet werden, je nachdem welche OH-Gruppe mit der Carbonylgruppe reagiert.
▶ 5-Ring = Furanose   →   abgeleitet vom Fünfring, dem Furan
▶ 6-Ring = Pyranose   →   abgeleitet vom Ringsystem des Pyrans

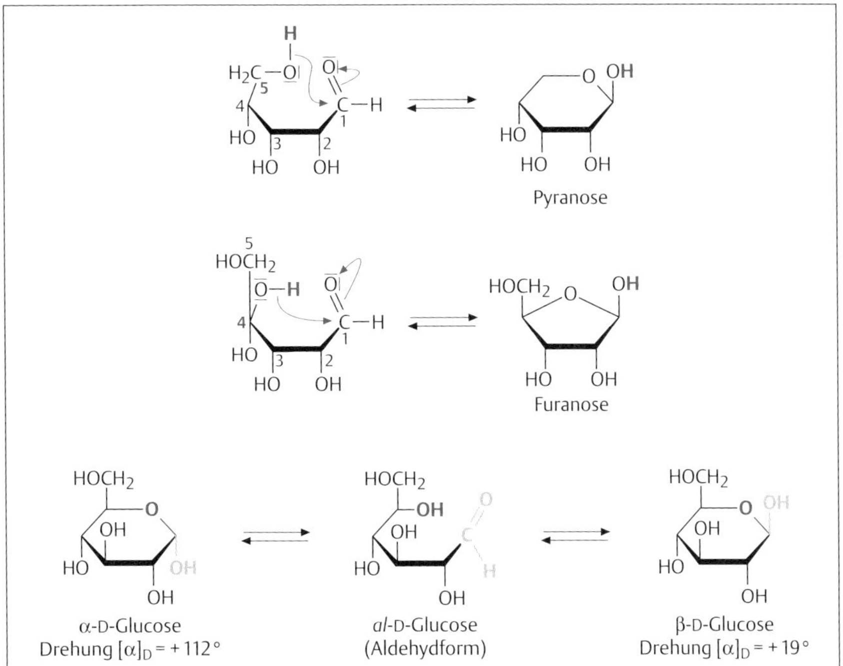

Abb. 9: Der Ringschluss bei den Zuckern kann zu einem Fünfring oder Sechsring führen. Dabei entsteht je nach Stellung der OH-Gruppe eine α- oder β-Form.

Monosaccharide

Beispiele

Glucose = Traubenzucker, Dextrose (Aldohexose, siehe Abb. 9).
Der wichtigste Einfachzucker im menschlichen Körper ist die β-D-Glucose. Sie besteht aus sechs C-, zwölf H- und sechs O-Atomen und wird deshalb mit $C_6H_{12}O_6$ abgekürzt. Die Glucose liegt in der Ringform vor. Glucose kann von den meisten Zellen zur **Energiegewinnung** herangezogen werden.

D-(-)-**Fructose**: Der Fruchtzucker (siehe Abb. 10) ist auch ein wichtiger Einfachzucker, eine Ketohexose. Er wurde früher „Lävulose" genannt, weil er das polarisierte Licht nach links dreht (im Gegensatz zu Glucose). Er kommt in vielen Fruchtsäften und Honig vor und ist süßer als Glucose. Fructose ist ein Isomer der Glucose, eine Ketose, und bildet daher einen Fünfring.

In der Natur gibt es zwei weitere wichtige Aldohexosen, die D-Mannose und die D-Galactose (= Glucose, nur sind die OH-Gruppen auf der anderen Seite).

Als *Isomerasen* bezeichnete Enzyme können eine Aldose in die entsprechende Ketose umwandeln und umgekehrt.

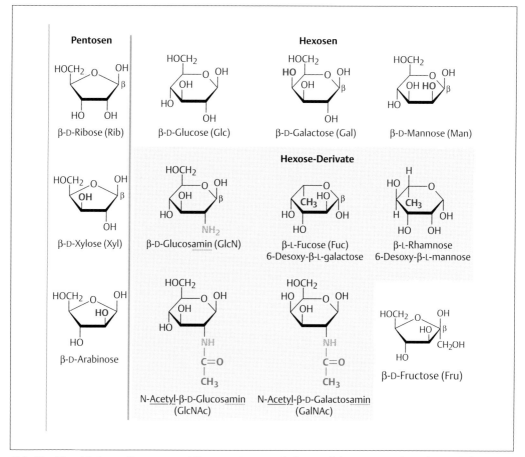

Abb. 10: Die wichtigsten Pentosen und Hexosen. Hervorgehoben sind die Gruppen, die sich räumlich von der Ribose bzw. Glucose unterscheiden.

Disaccharide

Definition

Ein Zweifachzucker wird aus zwei Einfachzuckern gebildet. Ein Bestandteil ist immer ein Glucosemolekül, das zweite Zuckermolekül variiert.

Herleitung

Die Bindung zwischen den zwei Zuckermolekülen wird als *glykosidische Bindung* bezeichnet. Je nachdem in welche Richtung die OH-Gruppen stehen, die verknüpft werden, ist es dann eine α- oder β-glykosidische Bindung (siehe Abb. 11). Eine glykosidische Bindung ist auch ganz allgemein mit alkoholischen Gruppen möglich. Die Glykoside sind vor allem im Pflanzenreich verbreitet. Zu ihnen gehören auch die Glykolipide.

Beispiele

Die *Lactose* oder Milchzucker (siehe Abb. 12), ist ein Zweifachzucker, bestehend aus einem Molekül Galactose und einem Molekül Glucose. Wie der Name schon sagt ist er in der Milch enthalten.

Maltose besteht aus zwei D-(+)-Glucose-Einheiten. Sie entsteht bei der Hydrolyse von Stärke durch Enzyme, die Amylasen, die Mehrfachzucker in Einfachzucker aufspalten.

Saccharose ist der Rohrzucker, bestehend aus Glucose und Fructose.

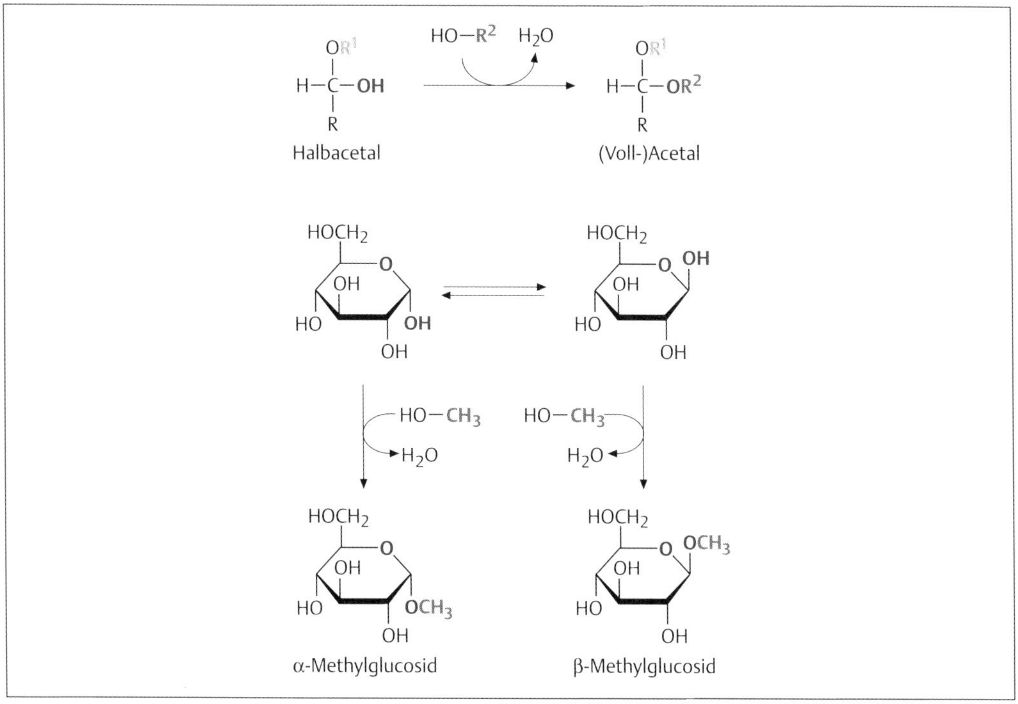

Abb. 11: Unter Wasserabspaltung entstehen aus Alkoholen Acetale. Je nach Stellung der OH-Gruppe, die verknüpft wird, entsteht eine α- oder β-glykosidische Bindung.

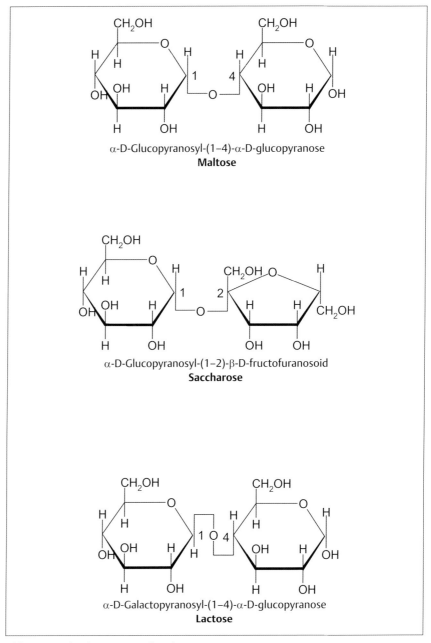

Abb. 12: Die häufigsten Disaccharide.

Bedeutung ▶ Saccharose ist in Pflanzen weit verbreitet. Zur industriellen Zucker-Gewinnung wird jedoch nur Zuckerrohr und Zuckerrüben verwendet. Die Saccharose wird im Darm in ihre Bestandteile Glucose und Fructose aufgespalten.

▸ Medizinisch von Bedeutung ist die Lactoseunverträglichkeit. **Lactoseintoleranz** ist der Mangel eines Enzyms (β-Galactoidase = Lactase), das für die Spaltung des Milchzuckers notwendig ist.

Dieser Mangel tritt etwa bei 97 % der Thailänder, 3 % der Dänen und ca. 10 % der Deutschen auf. Säuglinge und Kinder können Lactose verdauen. Durch die osmotische Wirkung nicht resorbierter Lactose wird bei Lactasemangel Wasser im Darm gebunden, was zu Durchfällen führt.

Lactose kommt zu 4–7 % in Milch vor und kann durch bakterielle Vergärung zu Milchsäure ($CH_3CHOHCOOH$) oxidiert werden.

Polysaccharide

Definition

Wird die Reaktion von Disacchariden mit Hydroxylgruppen weiterer Zuckermoleküle fortgesetzt, so entstehen höhere Zucker, die Polysaccharide.

Beispiele

Ein Beispiel für ein Polysaccharid ist die *Stärke*. Sie ist die pflanzliche Speicherform der durch Photosynthese aufgebauten Glucose. Kartoffeln, Mais und Weizen enthalten sehr viel Stärke. Sie besteht aus:

▸ 20 % wasserlöslicher Amylose, eine lange schraubenförmige Kette von Glucosemolekülen (siehe Abb. 13)

▸ 80 % wasserunlöslichem Amylopektin, eine verzweigte Kette.

Die Glucoseeinheiten der Stärke sind durch α-glykosidische Bindungen verknüpft.

Die *Cellulose* dagegen setzt sich aus Glucoseeinheiten zusammen, die durch β-glykosidische Bindungen verknüpft sind.

Agar und Pektine sind gelbildende Polysaccharide.

Bedeutung

▸ *Glykogen* (siehe Abb. 14) ist chemisch nahe mit der pflanzlichen Speicherform der Glucose, der Stärke, verwandt. Es ist ein Reserve-Kohlenhydrat in der Leber, nimmt bis zu 10 % des Eigengewichts der Leber ein und befindet sich zu 0,1–1 % im Skelettmuskel.

Die Verzweigung im Glykogen erleichtert durch die damit verbundene größere Oberfläche, die Freisetzung von Glucose bei Energiebedarf.

▸ Heteroglykane sind Polysaccharide aus verschiedenen Monosacchariden oder mit Zuckerderivaten, z. B. dem Glucosamin (siehe Abb. 10) als Baustein. Dazu gehören auch die **Hyaluronsäure** und das Chondroitinsulfat C. Sie spielen eine Rolle als Bestandteil von Bindegewebe, Haut und Knorpel. Glucosamin und Chondroitinsulfat können dem Körper auch in Form von Nahrungsergänzungsmitteln, z. B. bei Arthrose, zugeführt werden.

▸ Die **Polysaccharide** müssen im Verdauungstrakt zunächst in Disaccharide und Monosaccharide gespalten werden, damit sie im Darm resorbiert werden können (siehe Abb. 15). Die Enzyme im menschlichen Verdauungstrakt, die α-Amylasen, können jedoch nur die α-glykosidischen Bindungen der Stärke spalten, nicht die β-glykosidischen Bindungen in der Cellulose:

$$\text{Stärke} \rightarrow \text{Maltose} \rightarrow \alpha\text{-D-(+)-Glucose}$$

Die Maltose und die Glucose können dann ins Blut aufgenommen werden.

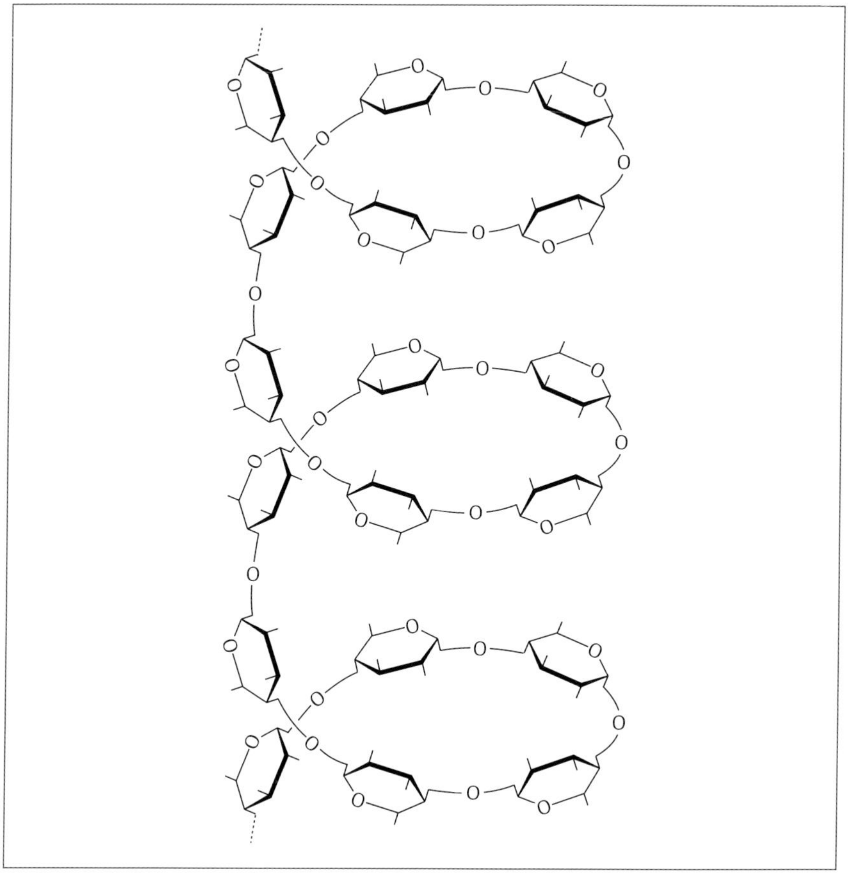

Abb. 13: Schematische Raumstruktur der Amylose.

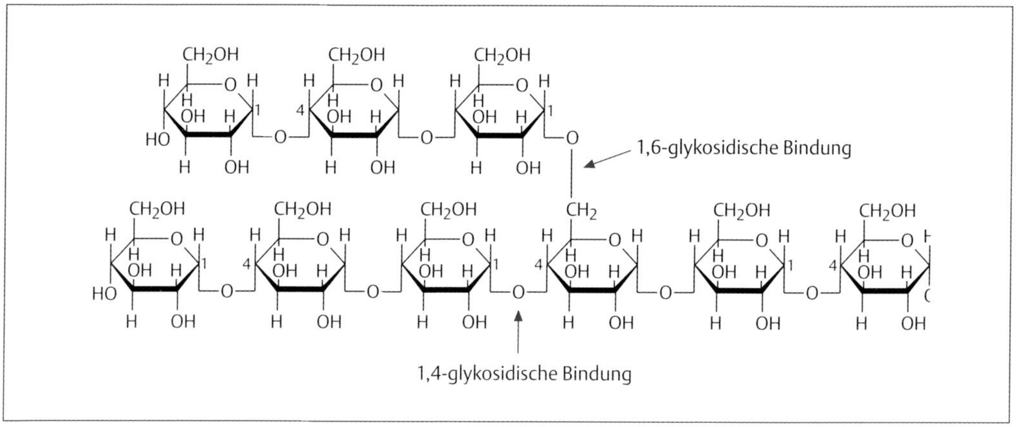

Abb. 14: Ein Ausschnitt aus Glykogen.

▶ In der Form der **Cellulose** stellt die **Glucose** den größten Anteil an der Biomasse der Erde. Cellulose ist für den Menschen ein **hochwertiger Ballaststoff** (Gemüse, Salate), der wieder ausgeschieden wird. Wiederkäuer besitzen das Enzym um auch diese β-glykosidischen Bindungen zu spalten.

Bildungsort des Enzyms	Enzym	Substrat	Produkte
Speicheldrüsen	Ptyalin	Stärke	Maltose
		Glykogen	
Pankreas	α-Amylase	Stärke	Maltose
		Glykogen	
Darmschleimhaut	Maltase	Maltose	Glucose
	Saccharase	Saccharose	Fructose, Glucose
	Lactase	Lactose	Galaktose, Glucose

Tab. 8: Abbau der Kohlenhydrate im Verdauungstrakt.

Eigenschaften
▶ Ihrer chemischen Natur nach sind Polysaccharide, Aldehyde bzw. Ketone mehrwertiger Alkohole.
▶ Polysaccharide müssen zuerst in Monosaccharide gespalten werden, bevor sie im Darm resorbiert werden können.
▶ Sie stellen für die Biosynthese notwendige C-Atome zur Verfügung.
▶ Sie werden als wichtiger Energielieferant in Form von Glykogen in der Leber und in der Muskulatur gespeichert.
▶ Sind die Speicher gefüllt, werden sie in Fettsäuren umgewandelt und in Form von Triglyceriden gespeichert.
▶ Die Umwandlung von Fettsäuren zu Kohlenhydraten ist nicht möglich.

2.1.5 Carbonsäuren

Definition

Carbonsäuren sind Moleküle mit einer Carboxylgruppe – COOH.

$$R-\overset{\displaystyle O}{\underset{\displaystyle OH}{C}}$$

Das Proton H^+ kann in Wasser abgespalten werden, weshalb sie als Säuren reagieren.

Die langkettigen Carbonsäuren heißen auch Fettsäuren, da sie Bestandteil von Fetten sind.

Beispiele

Ameisensäure	$HCOOH$	stärkste Carbonsäure	Salze: Formiat
Essigsäure	CH_3COOH		Acetat
Propionsäure	C_2H_5COOH		Propionat
Buttersäure	$CH_3(CH_2)_2COOH$		Butyrat
Palmitinsäure	$CH_3(CH_2)_{14}COOH$		Palmitat
Stearinsäure	$CH_3(CH_2)_{16}COOH$		Stearat

Monocarbonsäuren	Dicarbonsäuren	Hydroxysäuren	Oxosäuren
H—COOH	HOOC—COOH	HO—CH$_2$—COOH	$\overset{\displaystyle O}{\overset{\|}{H-C}}$—COOH
Ameisensäure (Formiat)	Oxalsäure (Oxalat)	Glykolsäure (Glykolat)	Glyoxylsäure (Glyoxylat)
H$_3$C—COOH	HOOC—CH$_2$—COOH	$\overset{\displaystyle OH}{\overset{\|}{H_3C-CH}}$—COOH	$\overset{\displaystyle O}{\overset{\|}{H_3C-C}}$—COOH
Essigsäure (Acetat)	Malonsäure (Malonat)	Milchsäure (Lactat)	Brenztraubensäure (Pyruvat)
H$_3$C—CH$_2$—COOH	HOOC—CH$_2$—CH$_2$—COOH	$\overset{\displaystyle HO\ \ OH}{\overset{\|\ \ \ \ \|}{H_2C-CH}}$—COOH	$\overset{\displaystyle HO\ \ O}{\overset{\|\ \ \ \ \|}{H_2C-C}}$—COOH
Propionsäure (Propionat)	Bernsteinsäure (Succinat)	Glycerinsäure (Glycerat)	Hydroxybrenztrauben- säure (Hydroxypyruvat)
H$_3$C—CH$_2$—CH$_2$—COOH	HOOC—CH=CH—COOH	$HOOC-CH_2-\overset{\displaystyle OH}{\overset{\|}{CH}}-COOH$	$HOOC-CH_2-\overset{\displaystyle O}{\overset{\|}{C}}-COOH$
Buttersäure (Butyrat)	Fumarsäure (Fumarat)	Äpfelsäure (Malat)	Oxalessigsäure (Oxalacetat)
$H_3C-\overset{\displaystyle CH_3}{\overset{\|}{CH}}-CH_2-COOH$	$\overset{\displaystyle HOOC\quad\quad COOH}{\overset{\|\quad\quad\quad\ \|}{H_2C-CH_2-CH_2}}$	$HOOC-\overset{\displaystyle HO\ \ OH}{\overset{\|\ \ \ \ \|}{CH-CH}}-COOH$	$\overset{\displaystyle HOOC\quad\quad COOH}{\overset{\|\quad\quad\quad\ \|}{H_2C-CH_2-C=O}}$
Isovaleriansäure (Isovalerat)	Glutarsäure (Glutarat)	Weinsäure (Tartrat)	2-Oxoglutarsäure (2-Oxoglutarat)

Tab. 9: Wichtige organische Säuren und Salze.

In Tabelle 9 sind einige wichtige Säuren und ihre Salze dargestellt.

Eigenschaften Die Säurestärke nimmt mit zunehmender Länge des Kohlenwasserstoffrestes ab. Wie die anorganischen Säuren können die organischen Säuren auch mit Basen neutralisiert werden, wobei ebenfalls ihr Salz und Wasser entsteht:

$$RCOOH + NaOH \rightarrow RCOO^- + Na^+ + H_2O$$

Fette bestehen aus Glycerin und Fettsäuren, den langkettigen Carbonsäuren, die zu sogenannten Estern verknüpft sind.

Durch Kondensation eines Alkohols mit einer Säure entsteht ein Ester:

$$R-\overset{\displaystyle O}{\underset{\displaystyle OH}{C}} \quad + \quad {}^1R-OH \quad \longrightarrow \quad R-\overset{\displaystyle O}{\underset{\displaystyle OR_1}{C}} \quad + \quad H_2O$$

z. B. entsteht Ethylacetat aus Ethanol und Essigsäure:

$$H_3C-\overset{\displaystyle O}{\underset{\displaystyle O-CH_2-CH_3}{C}}$$

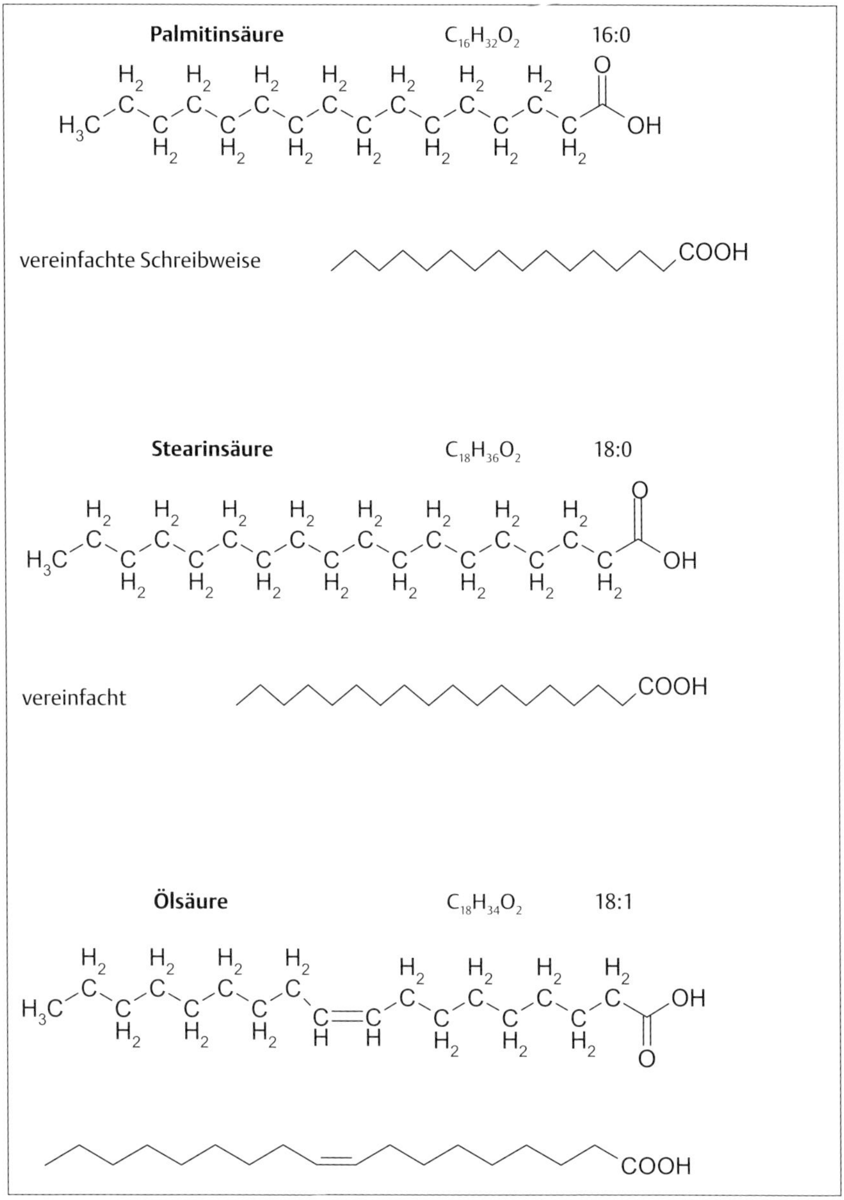

Palmitinsäure $C_{16}H_{32}O_2$ 16:0

vereinfachte Schreibweise   COOH

Stearinsäure $C_{18}H_{36}O_2$ 18:0

vereinfacht   COOH

Ölsäure $C_{18}H_{34}O_2$ 18:1

COOH

Abb. 15: Einige wichtige Fettsäuren und ihre Schreibweisen.

Bedeutung

Buttersäure wird beim Reifungsprozess verschiedener Käsearten gebildet, außerdem entsteht sie im Sauerkraut. Gärungsbuttersäure kommt im Schweiß, Dickdarm und in ranziger Butter vor.

Glycerinester langkettiger Fettsäuren sind sogenannte Triglyceride, da ein Glycerinmolekül mit drei Fettsäuren verestert ist. Sie sind Hauptbestandteil pflanzlicher und tierischer Fette.

Je nachdem, ob das Kohlenstoffgerüst der Fettsäuren Doppelbindungen enthält, unterscheidet man:

▶ gesättigte Fettsäuren, sie enthalten nur Einfachbindungen
▶ einfach ungesättigte Fettsäuren mit einer Doppelbindung
▶ mehrfach ungesättigte Fettsäuren mit zwei, drei oder mehr Doppel-Bindungen.

Die Ölsäure ist eine einfach ungesättigte Fettsäure mit der Doppelbindung in der Mitte des Moleküls (siehe Abb. 15).

▶ Essentielle Fettsäuren sind stark ungesättigte Fettsäuren, d.h. mit mehr als einer Doppelbindung wie z.B. Linolsäure (C_{18}, Dien), Linolensäure (C_{18}, Trien) und Arachidonsäure (C_{20}, Tetraen). Sie müssen mit der Nahrung aufgenommen werden und sind lebenswichtig, weil sie als Ausgangsstoffe für die Synthese mehrerer körpereigener Stoffe benötigt werden. Sie sind Vorstufen für Prostaglandine (Wehenmittel, Verletzungen, Rheuma) und Bestandteil von Phospholipiden. Sie sind vor allem in pflanzlichen, aber auch in Fischölen in höheren Konzentrationen enthalten.

▶ Freie Fettsäuren werden, an Albumin (Eiweiß) gebunden, zum Verbraucherorgan transportiert. Die Fettsäuren im Blutplasma setzen sich wie folgt zusammen:

43% Ölsäure   13% Stearinsäure
24% Palmitinsäure   10% Linolsäure

Die Aufnahme in die Zellen erfolgt durch Diffusion.

2.1.5.1   Seifen und Emulgatoren

Definition   Seifen oder allgemeine Emulgatoren können wasserunlösliche Substanzen umhüllen, sodass diese wasserlöslich werden und in Wasser eine stabile Emulsion bilden.

Eigenschaften   Seifen und andere Emulgatoren haben dafür eine gemeinsame Molekülstruktur mit einem hydrophoben, ölfreundlichen Rest und einem wasserfreundlichen, hydrophilen Rest:

hydrophober Fettsäurerest

hydrophiles Ende

Diese Struktur macht es ihnen möglich mit Hilfe einer kugelförmigen Anordnung, den *Micellen*, Wasser oder Öl einzuhüllen, zu emulgieren (siehe auch Abb. 29):

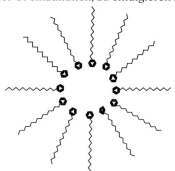

Mit umgekehrter Anordnung der Moleküle, dem hydrophoben Rest nach innen, wird Öl in Wasser, in Form einer Emulsion „gelöst".

Seifen reduzieren außerdem die *Oberflächenspannung* von Wasser. Aufgrund der Wasserstoffbrückenbindungen sind die Kräfte zwischen den Wassermolekülen an der Oberfläche sehr groß. Wasser hat deshalb eine große Oberflächenspannung und bildet kugelförmige Tropfen, die nur schlecht zerfließen.

Die langen hydrophoben Säurereste der Seifenmoleküle ordnen sich zunächst an der Wasseroberfläche an, sodass die Kohlenwasserstoffketten wegen der Abstoßung, vom Wasser weg, in die Luft ragen. Die van-der-Waals-Kräfte zwischen den Resten sind wesentlich geringer, wodurch die Oberflächenspannung des Wassers herabgesetzt wird. Das Wasser kann sich deshalb flächenhaft ausbreiten und Oberflächen besser benetzen.

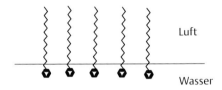

Luft

Wasser

Bedeutung

▶ Auch im menschlichen Körper müssen Fette emulgiert werden. Die mit der Nahrung aufgenommenen Fette werden durch die Gallensäuren emulgiert und in kleine Tröpfchen (Micellen) aufgespalten, damit sie aufgespalten und resorbiert werden können.

▶ Die klassischen Seifen sind Natrium- bzw. Kaliumsalze der Fettsäuren. Sie wurden aus Fetten durch Verseifen mit Laugen hergestellt. Sie reagieren in Wasser alkalisch, da sie Salze von starken Laugen mit schwachen Säuren sind. Der Säurerest lagert ein Proton vom Wasser an und das resultierende OH^--Ion ist für die basische Reaktion verantwortlich.

Häufiges Waschen mit alkalischen Seifen zerstört den Säureschutzmantel, eine Barriere der Haut, und entfernt die Hautfette.

▶ Heute gibt es auch **pH-neutrale, synthetische Seifen.** Es handelt sich meist um nichtionische Verbindungen, bei denen der Säurerest mit einem Alkohol verbunden/verestert ist.

2.1.5.2 Fette

Definition

Fette sind Glycerinester von Carbonsäuren mit C_{12}–C_{20}–Ketten (kurz R, siehe oben). Sie werden mit anderen ähnlichen Verbindungen als *Lipide* zusammengefasst.

$$H_2C - O - \overset{\overset{O}{\|}}{C} - (CH_2)n - CH_3$$
$$HC - O - CO - (CH_2)n - CH_3$$
$$H_2C - O - \underset{\underset{O}{\|}}{C} - (CH_2)n - CH_3$$

Eigenschaften   Fette sind aufgrund ihrer langkettigen unpolaren Carbonsäuren, und dadurch dass die Carboxylgruppen mit Glycerin verknüpft sind, wasserunlöslich. Das ist auch das Hauptkriterium für die Zugehörigkeit einer Substanz zu den Lipiden.

Durch hydrolytische Spaltung kann die Esterbindung gelöst werden und es entstehen die Alkalisalze der Fettsäuren, die *Seifen*.

Seifen, oder allgemein *Emulgatoren*, besitzen einen langen fettfreundlichen Rest, die Kohlenwasserstoffkette, und ein wasserfreundliches Ende, zum Beispiel eine Carboxylgruppe. Dadurch werden sie wasserlöslich und können sogar Schmutz und Fette emulgieren, das heißt im Wasser als feinste Tröpfchen (sogenannte *Micellen,* siehe oben) in der Schwebe halten.

Einteilung   ▶ **Neutralfette:** Bei den Neutralfetten, oder Triglyceriden, sind wie der Name sagt, alle drei Hydroxylgruppen des Glycerins mit je einer Fettsäure verestert (siehe Abb. 16). Das sind Öle oder Wachse z. B. Tripalmitin.

Triglyceride sind nach den Kohlenhydraten der zweitwichtigste Rohstoff zur Energieerzeugung im menschlichen Körper.

▶ **Phospholipide** enthalten einen Phosphatrest anstelle einer Fettsäure am Glycerin (= Glycerinphosphatide). Phospholipide sind enthalten in Lecithin, in Zellmembranen und in den Lipoproteinen des Blutplasmas (siehe Abb. 17).

▶ **Carotinoide** sind Abkömmlinge/Polymere des Isoprens (siehe auch Terpene). Mit ca. 40 C-Atomen und mindestens 6 konjugierten Doppelbindungen sind sie wichtige Vorstufen zum Beispiel für β-Carotin. β-Carotin wiederum ist die Vorstufe von Vitamin A oder des Retinals, einem Chromophor in den Sehpigmenten.

▶ **Steroide** sind Derivate eines Phenanthrens (= Abkömmling von Steran). Dazu gehören auch Cholesterin und die Gallensäuren. Sie sind Vorstufen für Steroidhormone. Die Cholsäure zählt zusammen mit der Cheno-Desoxy-cholsäure und dem Glykolcholat zu den *Gallensäuren.*

Beispiele für Steroide sind

das Cholesterin   und die Cholsäure.

Bedeutung   Die biologischen Funktionen der Fette, eingeteilt nach ihrem chemischen Aufbau, sind:

▶ **Lipoproteine**: Fette, die an Eiweiße gebunden sind, **steuern selektiv Stoffwechselprozesse** durch ihre hydrophoben Eigenschaften. Sie dienen außerdem dem **Fetttransport im Blut.**

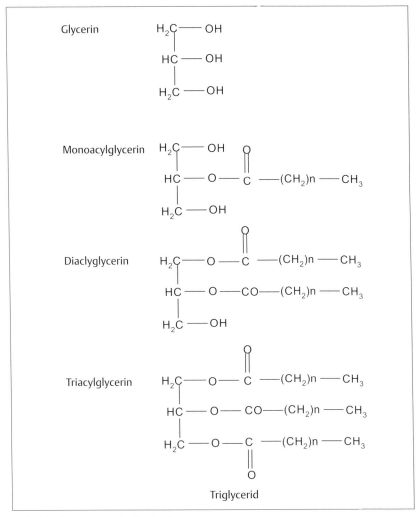

Abb. 16: Benennung der Neutralfette.

▶ **Gluko- und Phospholipide:** Sie dienen als **Membranlipide** vor allem im ZNS und Nervengewebe. Dort sind 40 % des Trockengewebes Fette. Nervenzellen haben einen eigenen Fettstoffwechsel.

▶ **Neutralfette/Triglyceride** finden sich als **Organfette** z. B. als festes Fett im Nierenlager zur Fixierung, oder als Depotfett in der Bauchhöhle und dem Unterhautzellgewebe.

▶ **Neutralfette** dienen als **Speicher für Stoffwechselenergie** mit einem sehr hohen Energiegehalt pro Masse (Glykogen als wasserfreundliche Verbindung enthält 65 % H_2O).

▶ **Steroide** haben unterschiedlichste Aufgaben. Zum Beispiel leiten sich wichtige **Hormone** vom Cholesterin ab (siehe Kap. 2.1.5.2). Wichtige Steroide sind in einer Übersicht in Tabelle 10 aufgeführt.

Neutralfette = Triglyceride

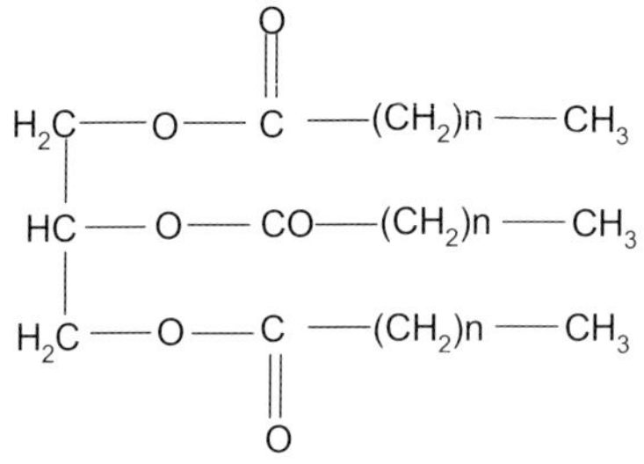

$$H_2C-O-\overset{\overset{\textstyle O}{\|}}{C}-(CH_2)n-CH_3$$

$$HC-O-CO-(CH_2)n-CH_3$$

$$H_2C-O-\underset{\underset{\textstyle O}{\|}}{C}-(CH_2)n-CH_3$$

Phospholipide

$$H_2C-O-\overset{\overset{\textstyle O}{\|}}{C}-(CH_2)n-CH_3$$

$$HC-O-CO-(CH_2)n-CH_3$$

$$H_2C-O-PO-O--R$$

$$OH$$

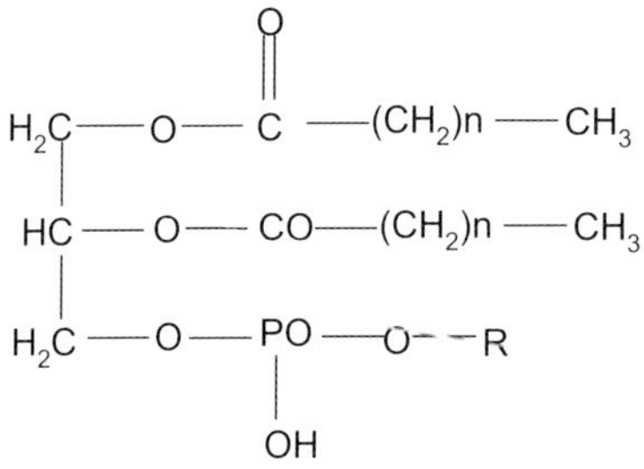

Carotinoide sind Polymere des Isoprens:

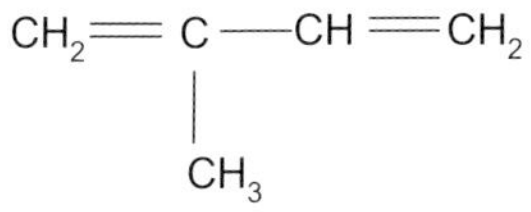

$$CH_2=\underset{\underset{\textstyle CH_3}{|}}{C}-CH=CH_2$$

zum Beispiel β-Carotin

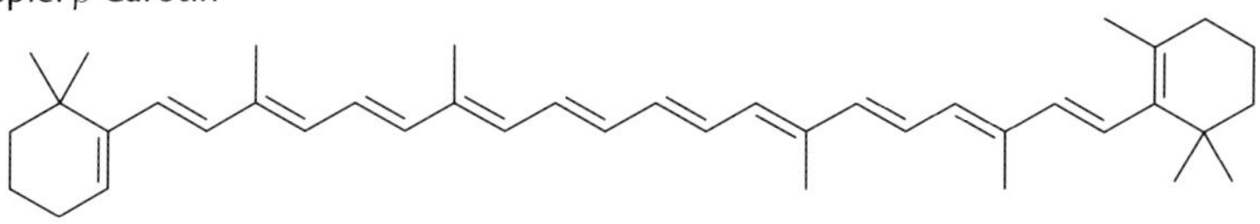

Steroide sind Derivate des Phenanthrens/**Sterans**

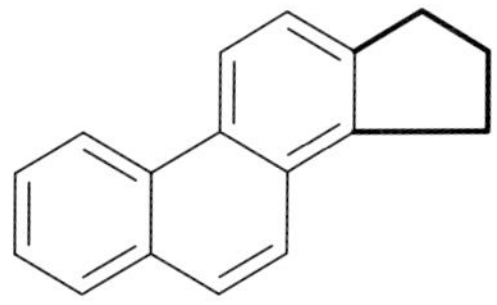

Abb. 17: Einteilung der Fette nach ihrem chemischen Aufbau.

Gruppe	Vertreter	Formel	Vorkommen und Funktion
Sterole C_{27}–C_{30}	Cholesterol	$C_{27}H_{46}O$	ubiquitär, Strukturbildner
	Δ^7-Dehydrochol-esterol	$C_{27}H_{44}O$	Haut, Provitamin D
	Ergosterol	$C_{26}H_{44}O$	Hefe, Provitamin D
Gallensäure C_{24}	Cholsäure	$C_{24}H_{40}O_6$	Galle und Darm, Fettresorption
Hormone C_{27}	20-Hydroxyecdyson	$C_{27}H_{44}O_7$	Insekten: Häutungshormon
	Calcitriol	$C_{27}H_{44}O_3$	Calciumstoffwechsel-Hormon
C_{21}	Progesteron	$C_{21}H_{30}O_2$	Corpus-luteum-Hormon
	Aldosteron	$C_{21}H_{26}O_5$	Nebennierenrindenhormon
	Cortisol	$C_{21}H_{30}O_5$	Nebennierenrindenhormon
C_{19}	Testosteron	$C_{19}H_{26}O_2$	Hodenhormon
C_{18}	Oestradiol (Estradiol)	$C_{18}H_{24}O_2$	Follikelhormon

Tab. 10: Wichtige Steroide und ihre biologische Bedeutung.

Transportformen im Körper

Definition

Da Fette wasserunlöslich sind, bedarf es besonderer Mechanismen, um sie durch den Körper zu transportieren. Sie müssen wasserlöslich oder emulgierbar gemacht werden. Dazu werden sie in eine sogenannte *Transportform* umgewandelt.

Einteilung

▶ **Chylomikronen**: Chylomikronen bestehen aus Triglyceriden + Cholesterol + Phospholipiden. Es handelt sich im Grunde um Fetttröpfchen.
Chylomikronen werden in der Mucosa, der Darmschleimhaut, gebildet. In dieser Form werden die Fette im Darm resorbiert. Von dort gelangen sie in die intestinalen Lymphgänge und schließlich in die Leber (siehe auch Abb. 46).

▶ **Lipoproteine** sind im Gegensatz zu Phospolipiden keine definierten Verbindungen, sondern Anlagerungen von Lipiden an besondere Proteine. Lipoproteine enthalten Signale, die den Transport zu bestimmten Zellen regulieren. Sie sind die Transportform in die Speichergewebe. Die Lipoproteine werden nach ihrer Dichte, das heißt nach ihrem Fettgehalt eingeteilt. Je niedriger das spezifische Gewicht ist, umso höher ist ihr Fettanteil (siehe Tab. 11).

HDL	=	High Density Lipoproteine
LDL	=	Low Density Lipoproteine, wichtigster Cholesterin–Carrier des Blutes in die peripheren Gewebe
VLDL	=	Very Low Density Lipoproteine, transportiert Cholesterin zusammen mit anderen überschüssigen Lipiden aus der Leber. Nachdem sie die Triglyceride in die Fettgewebe gebracht haben, werden sie zu LDL-Lipoproteinen.

| Bezeichnung | Zusammensetzung | | Bildungs- | Transport |
	Cholest.(%)	Triglyc.(%)	ort	von – nach
Chylomikronen	3	90	Darm	Darm – Leber
VLDL	15	65	Leber	Leber – andere
LDL	45	10	VLDL	Leber – andere
HDL	20	5	Leber, Darm	Organe – Leber

Tab. 11: Zusammensetzung der Lipoproteine und ihr Transport von Fetten zu den Organen.

Gallensäuren

Definition Bei den Gallensäuren handelt es sich im Wesentlichen um Glykocholat, Cholsäure und Cheno-Desoxi-Cholsäure (siehe auch S. 52).

Bedeutung Gallensäuren werden in der Leber aus Cholesterin gebildet und sind, außer Wasser, **Hauptbestandteil der Gallenflüssigkeit.**
Zusammensetzung der **Gallenflüssigkeit** (= Lebergalle, Ausscheidung ca. 500 ml pro Tag):
- 95,8 % Wasser
- 2 % Gallensäuren
- 1 % Elektrolyte
- 1 % Gallenfarbstoffe
- 0,2 % Cholesterin und Fettsäuren

Die Speicherung erfolgt in der Gallenblase, wo eine Konzentration bis auf das Zehnfache erfolgt (=Blasengalle).

▶ Die Gallensäuren dienen zur **Emulgierung von Fetten,** die so zu kleinen Fetttröpfchen zerteilt werden. Durch die Vergrößerung der Oberfläche ist eine raschere Hydrolyse durch Lipasen möglich und eine verbesserte Aufnahme der Fette im Dünndarm. Sie haben daher eine erhebliche physiologische Bedeutung für die Verdauung und Resorption von Fetten.
90 % der Gallensäuren werden im Darm rückresorbiert. Sie durchlaufen den enterohepatischen Kreislauf: Darm → Lymphe → Blut → Leber → Galle → Darm. Nur wenige Prozent der täglich freigesetzten Menge werden endgültig ausgeschieden und durch Neusynthese ersetzt.

▶ Enthält die Gallenflüssigkeit mehr Cholesterin als von den Gallensäuren emulgiert wird, kann Cholesterin ausfallen und es bilden sich Gallensteine.

2.1.5.3 Cholesterin

Definition Cholesterin gehört als Abkömmling des Sterans zu den Steroiden und wird aufgrund seines Alkoholrestes auch *Cholesterol* genannt (siehe S. 52).

Eigenschaften Das Cholesterin ist eine für den Körper wichtige Substanz, die einerseits vom Körper selbst hergestellt werden kann und andererseits über tierische Nahrungsmittel aufgenommen wird. In Pflanzen kommt es nicht vor. Es ist ein wichtiger Bestandteil in Zellmembranen und ein Vorläufer von Steroidhormonen und Gallensäuren. Cholesterin ist das am höchsten ausgezeichnete Molekül in der Biolo-

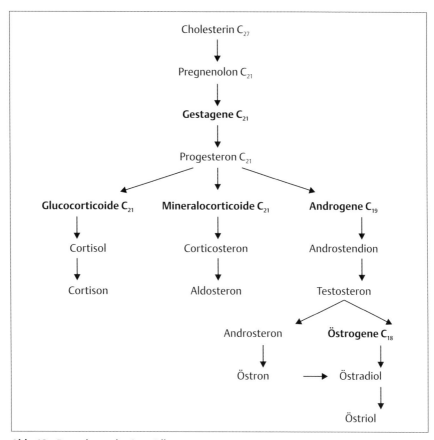

Abb. 18: Entstehung der Steroidhormone.

gie. 13 Nobelpreise wurden an Forscher vergeben, die ihr Lebenswerk dem Cholesterin gewidmet hatten. 1784 wurde es zum ersten Mal aus Gallensteinen isoliert und übte seitdem eine große Faszination auf die Forscher aus.

▶ Wie durch radioaktive Markierung festgestellt wurde stammen alle 27 C-Atome aus dem Acetyl-CoA:

Acetat C2 → Mevalonat C6 → Isopren C5 → (Isopentenylpyrophosphat) → Squalen C30 (5 lineare Isopreneinheiten) → **Cholesterin** C27

▶ Cholesterin wird im Darm in Form von Chylomikronen resorbiert und in der Darmschleimhaut und in der Leber synthetisiert. Es wird in Form von Lipoproteinen transportiert (siehe auch Abb. 47, Kap. 5.2.2).

▶ Cholesterin ist Ausgangssubstanz für die Synthese anderer Stoffe:

❶ Durch Lichteinwirkung entsteht aus Cholesterin Vitamin D3 (Cholecalciferol), in der Leber entsteht daraus das Hormon Calcitrol.

❷ Steroidhormone (siehe Abb. 18)

❸ Gallensäuren

Steroidhormone

Definition   Steroidhormone sind Botenstoffe, die aufbauend auf Cholesterin, vom Körper synthetisiert werden.

Einteilung   5 Hauptklassen der Steroidhormone:
▶ Gestagene
▶ Glucocorticoide
▶ Mineralocorticoide
▶ Androgene
▶ Östrogene

Eigenschaften Steroidhormone werden aus Cholesterin in der Nebennierenrinde, Eierstöcken, Hoden und Placenta gebildet. Das Steroid mit 21 C-Atomen ist das Gelbkörperhormon Progesteron, die C_{19}-Steroide sind die Androgene, die männlichen Sexualhormone und die C_{18}-Steroide sind die Östrogene (siehe Abb. 18).
Die Umwandlung von Cholesterin in Pregnenolon durch Abspaltung einer C_6-Seitenkette, wird durch das Adrenocorticoide Hormon ACTH aus dem Hypophysenvorderlappen stimuliert.
Der Abbau der Corticosteroide und der Sexualhormone erfolgt in der Leber durch Reduktion der Ketogruppen und Konjugation an Glucuronsäure oder Sulfat. Dann werden sie über den Harn ausgeschieden. Ein Teil gelangt mit der Gallenflüssigkeit in den Darm, wo sie wieder resorbiert werden.

Bedeutung   Jedes der Steroidhormone hat seine spezifischen Aufgaben (siehe auch Tab. 11), die hier nicht im einzelnen besprochen werden sollen. **Aldosteron** z.B. ist als Mineralocorticoid ein Hormon der Nebennierenrinde NNR und dient der Rückresorption von Natrium in den Nierenglomeruli.
▶ Der häufigste erbliche Defekt der Steroidhormonsynthese ist das Fehlen eines Enzyms zur Synthese von Gluko- und Mineralocorticoiden (21-Hydroxilase). Die verminderte Corticoidproduktion führt zu einer erhöhten ACTH-Ausschüttung als Rückkoppelungseffekt, mit der Folge einer erhöhten Umwandlung von Cholesterin in Pregnenolon. Daraus resultiert ein **erhöhter Androgenspiegel.** Bei weiblichen Betroffenen findet sich eine **Virilisierung** (Maskulinisierung der äußeren Genitalien), bei männlichen Individuen eine sexuelle Frühreife. Beschleunigtes Wachstum führt zu früher Knochenreife und zu Zwergenwuchs.

2.1.5.4 Dicarbonsäuren

Definition   Dicarbonsäuren sind organische Säuren mit zwei Carboxylgruppen.
Bedeutung   Dicarbonsäuren spielen im menschlichen Körper vor allem als Zwischenprodukte im Citronensäurezyklus (siehe „Stoffwechsel") eine Rolle.
Beispiele   Hier werden beispielhaft einige wichtige Dicarbonsäuren vorgestellt (siehe auch Tab. 9 auf S. 48):
▶ Oxalsäure   HOOC-COOH
Die Kaliumsalze der Oxalsäure (Oxalate) befinden sich vermehrt z.B. in Sauerklee und Rhabarber. Zusammen mit Calcium aus dem Körper können sich schwerlösliche Ca-Oxalatsteine bilden, die im Harnkonkrement als sichtbare Kristalle auftreten und zu Nierensteinen führen können.

Harnsteine sind zu
- 80 % Ca-Oxalat, Ca-Phosphat-Steine
- 15 % Urat-Steine
- 5 % Magnesiumphosphat-Steine

Bernsteinsäure	HOOC-$(CH_2)_2$-COOH	Salze: Succinate
Maleinsäure	HOOC-CH=CH-COOH	(cis-Form, siehe unten)
Fumarsäure	HOOC-CH=CH-COOH	(trans-Form)

Fumarsäure   Maleinsäure

2.1.5.5 Hydroxicarbonsäuren

Definition   Hydroxicarbonsäuren sind organische Säuren, die neben der Carboxylgruppe mindestens eine Hydroxylgruppe enthalten.

Beispiele   das Salz heißt:

(D,L) (±) Milchsäure $CH_3 – CHOH – COOH$ Lactat
(±) Äpfelsäure $HOOC – CH_2 – CHOH\ COOH$ Malat
Citronensäure $HOOCCH_2C(OH)(COOH)CH_2\ COOH$ Citrat

Als Beispiel für eine **Ketocarbonsäure** soll hier die *Brenztraubensäure* angeführt werden. Sie ist ein Zwischenprodukt beim Kohlenhydratabbau. Ihre Salze heißen Pyruvate (weitere Beispiele siehe Tab. 9).

Eigenschaften   Die Citronensäure kann durch ihre drei Säuregruppen Kationen an sich binden. Sie wirkt als Komplexbildner, das heißt das Säureanion kann Metallkationen festhalten, die dann nicht mehr für andere Reaktionen zur Verfügung stehen. Als Säure löst sie auch Kalk auf und bindet die Calciumionen.

Bedeutung   Für Blutuntersuchungen darf das Blut nicht gerinnen. Bei **Blutentnahmen** wird das Blut deshalb mit 3,8 %iger Natriumcitratlösung versetzt um die Calciumionen, die für die Blutgerinnung benötigt werden, zu binden. Auch die Ethylen-diamin-tetraessigsäure, kurz EDTA, wirkt als Komplexbildner und wird dafür verwendet (EDTA-Röhrchen für die Blutentnahme bzw. Citratblut).

2.2   Stickstoffverbindungen

Definition   Die wichtigsten Stickstoffverbindungen in der Biochemie sind die Aminosäuren und darauf aufgebaut die Eiweiße (= Proteine).

Beispiele   Stickstoffverbindungen gibt es sowohl mit anorganischer als auch mit organischer Natur. Zu den anorganischen Stickstoffverbindungen zählen:
- die Salpetersäure HNO_3 mit ihren Salzen, den Nitraten
- der Ammoniak NH_3
  Ammoniak reagiert in Wasser alkalisch $NH_3 + H_2O \rightarrow NH_4^+ + OH^-$

Mit Säuren entstehen die Ammoniumsalze NH$_3$ + HCl → NH$_4$Cl,
Ammoniumchlorid

NH$_4^+$ ist das Ammoniumion. Werden im Ammoniak die Wasserstoffatome gegen Alkylreste ausgetauscht, erhält man Amine (siehe Kapitel 2.2.2).

Ein Beispiel für ein weiteres einfaches organisches Molekül ist der Harnstoff:

$$H_2N \text{—} \overset{\displaystyle \overset{O}{\|}}{C} \text{—} NH_2$$

Bedeutung
Die Nitrate gelangen über stickstoffhaltige Düngemittel vor allem in Pflanzen aus Gewächshäusern oder in das Trinkwasser. Außerdem werden sie zum Konservieren, z. B. Pökeln von Fleisch, eingesetzt. Teilweise werden die Nitrate zu Nitriten reduziert, welche dann im Magen mit Aminen zu kanzerogenen **Nitrosaminen** reagieren.

Der **Harnstoff** ist das Endprodukt des Proteinabbaus und wird mit dem Harn ausgeschieden (siehe 5.2.4). Er ist gut wasserlöslich und eine schwache Base.

2.2.1   Amine

Definition
Amine sind Substitutionsprodukte von Ammoniak, wobei die Wasserstoffatome schrittweise gegen Alkylreste ausgetauscht werden können.

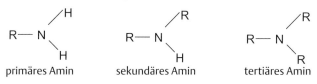

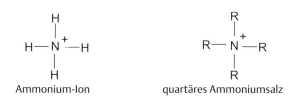

Eigenschaften
Amine mit niederem bis mittlerem Molekulargewicht riechen fischartig. Sie sind polar und können Wasserstoffbrücken ausbilden. Sie können ein Proton anlagern und reagieren deshalb basisch.

Bedeutung
Aromatische Amine, z. B. Anilin ∅-NH$_2$, sind sehr giftig.

▶ Amine entstehen im Stoffwechsel als Abbauprodukt bei der Decarboxylierung von Aminosäuren:

Aminosäure		
	→ Amin + CO$_2$	durch Decarboxylasen
Cystein	→ Cysteamin	
Histidin	→ Histamin	
Lysin	→ Kadaverin (bakterielles Abbauprodukt)	

▶ Verschiedene Pyrimidin- und Purinverbindungen (siehe Tab. 12), die auch als Basen bezeichnet werden, sind Bestandteile der Nucleotide, der RNA und der DNA (siehe Kapitel „Replikation"). Ein Nucleosid ist eine Pyrimidin- oder Purinbase an ein Zuckermolekül gebunden. Ein Nucleotid ist ein Phosphatester eines Nucleosids.

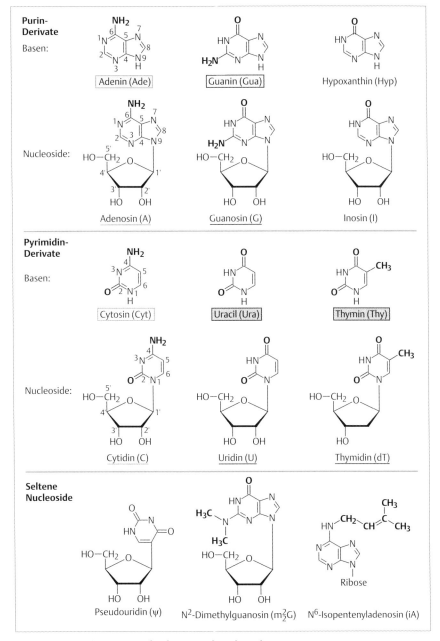

Tab. 12: Die wichtigsten Nucleinbasen und Nucleoside

▶ Coffein, Tein und Theophyllin sind Purinderivate, sie wirken gefäßerweiternd, das heißt, es sind Vasodilatoren.

▶ Acetylcholin, ein acetyliertes quartäres Ammoniumsalz, ist ein **Neurotransmitter**.

Porphinderivate

Definition   Das Porphinsystem besteht aus vier Pyrrolringen, die über CH-Brücken miteinander verbunden sind. Substanzen, bei welchen an allen acht Ecken des Porphins Substituenten vorhanden sind, werden als *Porphyrine* bezeichnet.

Pyrrol

Porphyrinring

Bedeutung   Sie bilden mit Metallionen Komplexe und sind Bestandteil vieler biologischer Farbstoffe zum Beispiel beim **Blutfarbstoff Hämoglobin** (siehe S. 67–69), dem Blattgrün Chlorophyll (ein Mg-Komplex) oder dem Vitamin B12.

2.2.2   Aminosäuren

Definition   Aminosäuren (= Aminocarbonsäuren) enthalten, wie der Name sagt, mindestens eine Aminogruppe und mindestens eine Carboxylgruppe.
Sie sind Bausteine der Eiweiße/Proteine.

Eigenschaften   Aminosäuren besitzen ein zentrales C-Atom, das mit vier verschiedenen Resten verbunden ist:

▶ Einer Carboxylgruppe –COOH
▶ Einer Aminogruppe –NH_2
▶ Einem Wasserstoffatom
▶ Einem variablen Rest R

Aminosäuren besitzen also ein Chiralitätszentrum und damit zwei Spiegelbildisomere (siehe Kap. 2.1.2.1). Es gibt immer eine L- und eine D-Form. Aminosäuren sind in Wasser meist leicht löslich, in unpolaren Lösungsmitteln dagegen kaum löslich. Alle natürlichen Aminosäuren besitzen L-Konfiguration. Ausnahmen gibt es in einigen Bakterienzellwänden und Antibiotika, wo auch die D-Konfiguration existiert.

Mit Ausnahme des L-Prolin u. L-Hydroxiprolin sind alles α-Aminosäuren, das heißt die Aminogruppe sitzt immer am ersten C-Atom nach der Carboxylgruppe. Die Aminosäuren unterscheiden sich also nur in ihrem Rest R.

α-L-Aminosäure α-D-Aminosäure

L – Form = Levo/links
D – Form = Dextro/rechts

▶ Alle Lebensformen benutzen die L-Form. Je älter ein biologisches System ist, desto häufiger findet man nutzlose D-Formen eingebaut. Dieses verläuft systematisch und kann deshalb für die Altersbestimmung verwendet werden, z.B. beim Menschen mit einer Genauigkeit von 6 Monaten.

▶ Aminosäuren sind amphotere Elektrolyte (Zwitterionen, siehe Abb. 19), da sie sowohl Protonen abgeben als auch aufnehmen können. Sie reagieren selbst neutral wegen ihrer intramolekularen Absättigung. Dieser pH-Wert wird *isoelektrischer Punkt* genannt, denn es gibt gleichviel positive und negative Ladungen im Molekül. Die Aminosäuren sind sowohl Säure als auch Base, das heißt sie wirken im Blut auch als Puffer.

Einteilung Die 20 Aminosäuren, die im menschlichen Körper vorkommen, werden nach ihren chemischen Eigenschaften in 4 Gruppen eingeteilt (siehe Abb. 20). Dabei nimmt 5. das Glycin eine Sonderstellung ein, da es die kleinste Aminosäure ist und mit ihrem geringen Raumbedarf sehr häufig in Proteine eingebaut wird.

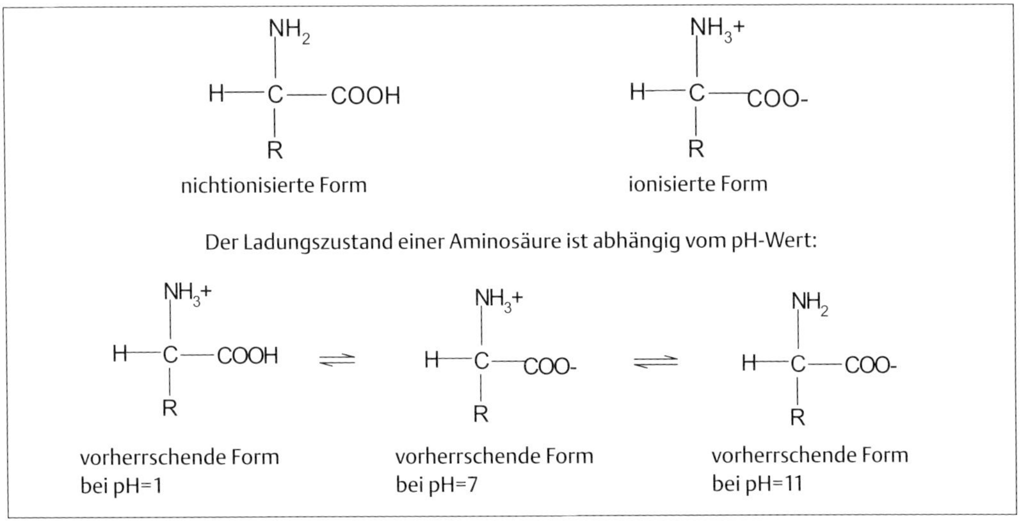

Abb. 19: Aminosäuren als Zwitterionen.

❶ Aminosäuren mit hydrophober Seitenkette findet man zum Beispiel in Transmembranproteinen, die mit Membranlipiden in Wechselwirkung treten.

❷ Aminosäuren mit polaren Seitenketten. Sie bilden Wasserstoffbrücken aus und sind deshalb für die Ausbildung der Tertiärstruktur von Proteinen verantwortlich (siehe unten).

❸ Saure Aminosäuren, Asparaginsäure und Glutaminsäure tragen pH-abhängig eine negative Ladung in ihrer Seitenkette. Die ionisierten Formen heißen Aspartat und Glutamat.

❹ Basische Aminosäuren wie das Histidin tragen eine weitere basische Gruppe in ihrer Seitenkette.

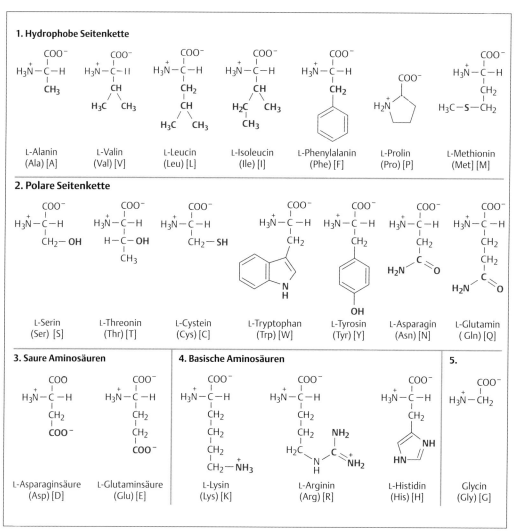

Abb. 20: Hier sind als Beispiele die wichtigsten Aminosäuren aufgeführt. Unter den Namen in runden Klammern ist die Abkürzung und in eckigen Klammern der Ein-Buchstaben-Code angegeben.

Bedeutung
▸ Im menschlichen Körper und in sämtlichen anderen Lebensformen gibt es 20 verschiedene Aminosäuren. Aus diesen werden alle Eiweiße aufgebaut. Von diesen 20 Aminosäuren sind 8 *essenziell*, das heißt, sie können – vergleichbar mit den essenziellen Fettsäuren – vom Körper nicht selbst hergestellt werden. Dieses sind:
Isoleucin, Leucin, Lysin, Methionin, Phenylalanin, Threonin, Tryptophan und Valin. Histidin und Arginin sind nur im Säuglingsalter essenziell.
Essenzielle Aminosäuren können theoretisch auch durch eine rein pflanzliche Ernährung zugeführt werden, diese muss jedoch sehr abwechslungsreich sein.

▸ Bei Mikroorganismen sind Aminosäuren die Vorstufen wichtiger Stoffwechselprodukte wie Antibiotika. Bei Pflanzen leitet sich die Mehrzahl der sekundären Inhaltstoffe vor allem von den aromatischen Aminosäuren ab. Dazu gehören die medizinisch wichtigen Alkaloide (mit basischem N), Gerbstoffe (Phenole und Tannine) und Hormone.

▸ **Glutamat** wird häufig als Geschmacksverstärker eingesetzt und kann **Auslöser von Allergien** sein.

▸ **L-Glutamin** kann im Gegensatz zu Glutaminsäure die Blut-Hirn-Schranke passieren und spielt eine wichtige Rolle bei der **Entgiftung** des toxischen Ammoniak z.B. bei Leberinsuffizienz. L-Glutamin ist die in der Muskulatur am häufigsten vorkommende Aminosäure, sie stellt über 50 % der freien Aminosäuren. Im ZNS wird aus ihr Glutaminsäure gebildet und daraus γ-Aminobuttersäure.

▸ Die Gamma-Aminobuttersäure, kurz GABA, soll an über 30 % aller Synapsen im Gehirn als Neurotransmitter fungieren. Ein Mangel führt zu einer erhöhten Erregbarkeit des Nervensystems.

▸ Aminosäuren werden durch Peptidbindungen zu Polypeptidketten verknüpft. Das Gleichgewicht der Reaktion liegt bei den Monomeren. Für die Biosynthese ist deshalb ein hoher Energieaufwand nötig und die Spaltung geschieht freiwillig. In den Polypeptiden finden sich regelmäßig wiederholende Einheiten, die spezifischen Sequenzen, die von den Genen bestimmt werden (siehe Kapitel 6.2).

2.2.2.1 Proteine

Definition
Proteine, Eiweiße, sind Polypeptide aus α-Aminosäuren, die durch die sogenannte Peptidbindung verknüpft sind, mit einem Molekulargewicht größer als 10 000.

Eigenschaften
Die meisten menschlichen Eiweiße bestehen aus 100 bis 500 Aminosäuren. Da die Reihenfolge (Sequenz) der 20 Aminosäuren veränderlich ist, ergibt sich eine riesige Zahl unterschiedlicher Proteine, die auf diese Weise gebildet werden können. Für die Funktionsfähigkeit des Proteins, z.B. als Enzym, ist es nun entscheidend, wie sich die Aminosäurekette zusammensetzt und zu einem dreidimensionalen Gebilde faltet.

▸ Die Peptidbindung:

Peptidbindung

▶ Der Proteinaufbau:

❶ Die Primärstruktur ist die *Sequenz*, das heißt die Reihenfolge, in der die Aminosäuren (AS) aneinander gereiht sind. Links steht die AS mit der freien Aminogruppe und rechts wird die endständige Carboxylgruppe geschrieben:

AS – AS – AS – AS – AS

Die Aminosäuren werden mit einem 3-Buchstaben-Code abgekürzt und zunehmend wird auch ein 1-Buchstaben-Code verwendet (siehe Abb. 20).
Zum Beispiel:

Val-His-Leu-Thr-Pro-Glu-Glu-Lyc

❷ Sekundärstruktur: Proteinmoleküle haben eine definierte räumliche Struktur, sie sind in einer bestimmten Weise gefaltet. Diese Strukturen werden durch Wasserstoffbrückenbindungen, die sich zwischen C=O- und NH-Gruppen der Polypeptidketten ausbilden, stabilisiert. Die wichtigsten Sekundärstrukturen, die durch die AS-Sequenz festgelegt werden, sind:

▶ Faltblattstruktur oder auch β-Struktur (siehe Abb. 21) genannt, weil das β-Keratin der Haare diese Struktur besitzt, oder z.B. das Seidenfibroin und auch die Immunglobuline.

▶ ∝-Helix: Wenn sich Wasserstoffbrückenbindungen innerhalb einer Peptidkette ausbilden, entsteht eine schraubenförmige, zylindrische Kette (siehe Abb. 22). Diese Struktur tritt zum Beispiel im ∝-Keratin, Fibrinogen, Myosin oder Kollagen auf.

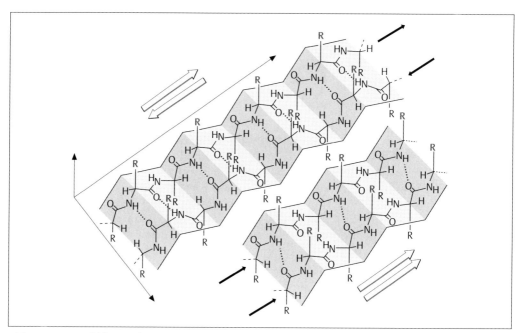

Abb. 21: Die β-Faltblattstruktur. Wasserstoffbrückenbindungen können sich nicht nur zwischen gegenläufigen, antiparallelen Ketten ausbilden, sondern auch zwischen gleichläufigen.

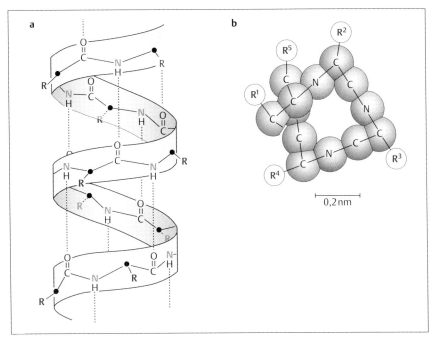

Abb. 22: Die α-Helix-Struktur von Polypeptiden. A: schematische Darstellung der Peptidkette. B: Aufsicht auf die Helix.

❸ Die Tertiärstruktur beschreibt die Anordnung aller Atome im Raum, zum Beispiel die Anordnung der Helix im Raum. Möglich sind gestreckte Ketten, ungeordnete Knäuel, Schrauben die durch Wasserstoffbrücken zusammengehalten werden, oder durch Ionenbindungen (pH-abhängig). Bei den Haaren sind einzelne Helices zu einem Seil verdreht und die Verknüpfungen zwischen entfernten Stellen sind Atombindungen, Schwefelbrücken, die auch Disulfidbindungen genannt werden.
Wichtig sind diese z.B. bei Kollagenfasern im Bindegewebe, oder in den Haaren. Bei der Dauerwelle werden die Disulfidbrücken erst durch Reduktion gespalten und dann in der neuen Form durch Oxidation wieder verknüpft.

❹ Quartärstruktur: Peptidketten schließen sich häufig noch zu höheren Aggregaten zusammen, deren räumliche Struktur dann als Quartärstruktur bezeichnet wird. Das sind dann große Proteine mit Molekulargewichten größer 100 000. Ein Beispiel ist das Hämoglobin, das aus 4 Polypeptidketten (Tetramer) besteht (2α-2β-Ketten).

Beispiele ▶ *Hämoglobin*, kurz Hb, besteht aus 574 Aminosäuren. Es ist ein Tetramer mit zwei α- und zwei β-Untereinheiten (siehe Abb. 23). Jede dieser Untereinheiten besteht aus einer Häm-Gruppe, einem Fe^{2+} – Komplex des Porphyrinrings an dem der Sauerstoff gebunden wird (Abb. 24), und einem Globinrest, der Peptidkette (siehe Abb. 25).

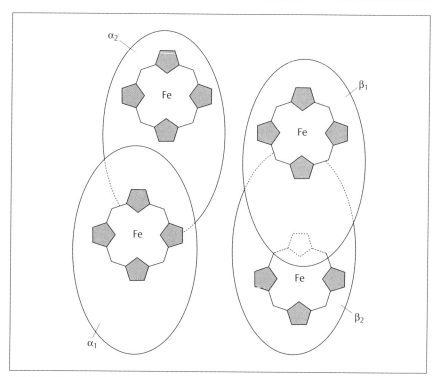

Abb. 23: Schematisch die Quartärstruktur des Hämoglobins. Die Ellipsoide stellen die voluminösen Peptidreste dar.

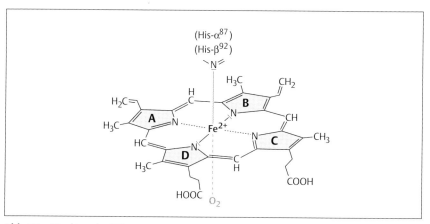

Abb. 24: Struktur des Häms.

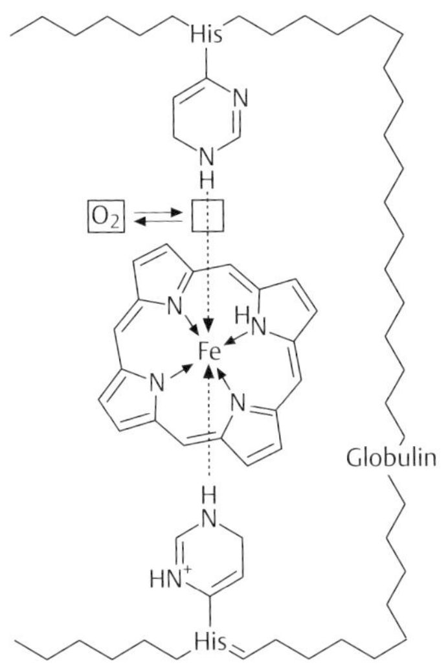

Abb. 25: Schematische Darstellung des Hämoglobins mit der Anlagerung des Sauerstoff-moleküls.

Hier nun einige **wichtige Eigenschaften des Hämoglobins:**

▶ Die physiologisch wichtigste Eigenschaft ist die reversible Bindung von Sauerstoff und dessen Transport im Blut.

▶ Dies geschieht nicht durch Oxidation, sondern durch Anlagerung von molekularem O_2 an das Fe^{2+}.

▶ Hämoglobin ist als schwache Säure ein Puffer, wobei die Säurestärke abhängig von der Sauerstoffbeladung ist.

▶ Die Affinität zu Kohlenmonoxid ist 300 mal höher als zu Sauerstoff und HbCO ist wesentlich stabiler als HbO_2. Schon bei geringem CO-Gehalt der Atemluft ist deshalb der Sauerstofftransport stark eingeschränkt und ab 66 % HbCO tritt der Tod ein.

▶ Mit Blausäure HCN entsteht ein Fe-CN-Komplex, was zur Störung der Zellatmung und einer Vergiftung mit Atemnot führt.

▶ Kohlenmonoxid- und Blausäure-Vergiftungen zeigen sich mit einer rosa Haut im Gegensatz zu einer Störung des CO_2-Austausches, wo sie bläulich wird.

▶ Durch Genmutationen entstehen gestörte Aminosäuresequenzen im Hämoglobin und es kommt zu Hämoglobinopathien. Beispiele sind die Thalassämien und die Sichelzellanämie.

▶ Das *Myoglobin* ist der O_2-Überträger im Muskel und dem Hämoglobin ähnlich.

▶ *Insulin*, das in den β-Zellen des Pankreas gebildet wird, besteht aus 51 Aminosäuren, aufgeteilt in zwei Peptidketten mit 21 und 30 Aminosäuren, die über eine Disulfidbrücke verknüpft sind. Schweineinsulin unterscheidet sich in einer Aminosäure zum menschlichen Insulin und Rinderinsulin in drei Aminosäuren.

▶ Substanz P (engl. pain) ist ein Neurotransmitter aus 11 Aminosäuren. Er fungiert unter anderem bei Neuronen im Hypothalamus und bei bestimmten Zellgruppen im Rückenmark als ein wichtiger Transmitter bei der Übertragung von Schmerzsignalen.

Bedeutung   Proteine sind der **wichtigste Bau- und Gerüststoff des menschlichen Körpers** (siehe Abb. 26). Sie sind entscheidende Bestandteile von fast allen Organen. Das Leber-Muskel- und Nierengewebe besteht zu 70–80 % des Trockengewichts aus Proteinen.

Proteine dienen außerdem in allen Zellen als Sensoren, die den Fluss von Materie und Energie lenken. Proteine bilden die „Pforten" jeder Zellmembran und bewahren so die Individualität der Zelle, indem sie die Passage von Stoffen in die Zelle und aus der Zelle heraus kontrollieren.

▶ Hier sollen einige Beispiele für **Funktionen und Aufgaben von Proteinen** aufgezeigt werden:

▶ enzymatische Katalyse (siehe Kapitel „Enzyme")

▶ Transport und Speicherung (Hb, Myoglobin) (Transferin – Ferritin)

▶ koordinierte Bewegung (Proteinfilamente im Muskel, Zellteilung, Samenzellen)

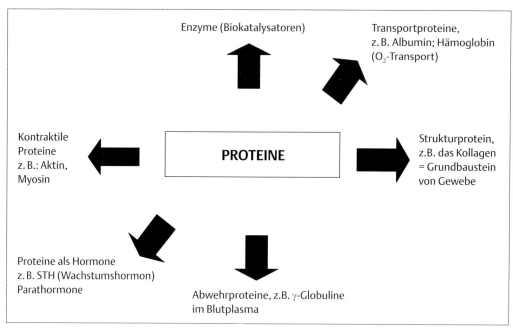

Abb. 26: Funktionen der Proteine

- mechanische Schutzfunktion, z.B. Kollagen in Haut und Knochen (Struktur-protein)
- Immunabwehr: Antikörper sind hochspezifische Proteine z.B. γ-Globuline im Blutplasma
- Erzeugung und Übertragung von Nervenimpulsen: Rezeptorproteine
- Kontrolle von Wachstum und Differenzierung
- Fast alle Plasmaproteine sind Glykoproteine mit einem Kohlenhydratanteil von 10–15% (s.a. Abb. 30). Als Bestandteil der Zellmembran von Erythrozyten bestimmen sie deren Blutgruppenspezifität.
- Die Aminosäuresequenz jedes einzelnen Proteins ist in den Genen festgelegt und über deren Basensequenzen codiert (siehe Kap. 6.2).
- In ihren Eigenschaften können Proteine sehr verschieden sein. Zum einen können sie wie beim Eiklar leicht wasserlöslich und sehr reaktionsfähig sein, andererseits ist das Keratin der Nägel und Hufe völlig unlöslich und hart.
- Peptide mit mehr als 300 Aminosäuren können nicht mehr synthetisch herge-stellt werden.

Denaturierung der Proteine

Definition Bei einem denaturierten Protein ist die räumliche Anordnung aufgehoben und zugunsten einer ungeordneten Struktur verändert. Es werden die Bindungen, die für die Sekundär-, Tertiär,- und Quartärstruktur verantwortlich sind gelöst; ohne dass es zu einer Aufspaltung der Peptidbindungen kommt.

Bedeutung Fast alle löslichen Proteine denaturieren beim Erhitzen, was sich wie beim Eiweiß, in einer Koagulation (Zusammenklumpung) bemerkbar macht. Die Dena-turierung ist eine Strukturänderung, bei der die biologischen Eigenschaften ver-loren gehen und die Löslichkeit stark verringert wird. Dies kann durch mehrere Faktoren geschehen:
- Hitze über 42–45°C (z.B. Fieber)
- Säuren und Laugen (Azidose)
- Organische Lösemittel (Alkohol)
- Harnstoff (Als Enzyminhibitor)
- Schwermetallbelastung

Nicht alle Proteine sind aber so hitzeempfindlich. Man kann Milch kochen ohne dass das Milcheiweiß denaturiert. Auch haben Bakterien Proteine entwickelt, die bei 80–100% nativ bleiben und ihre enzymatische Wirkung behalten. In Wasch-mitteln werden bakterielle Proteasen zugesetzt, die Proteinflecken „verdauen".

2.2.3 Stickstoffbilanz

Definition Als Stickstoffbilanz bezeichnet man die Differenz zwischen aufgenommenem Proteinstickstoff und abgegebenem Harnstickstoff.

Bedeutung Normalerweise ist die Stickstoffbilanz ausgeglichen, d.h. Stickstoffzufuhr und Ausscheidung (Urin, Stuhl, Verluste über Haut und Haare) halten sich die Waage.
- Positive N-Bilanz: Der Organismus nimmt mehr Stickstoff auf, als er abgibt. Einen besonders großen Proteinbedarf findet man:

- In der Schwangerschaft
- Bei Kindern im Wachstum
- Bei Sportlern durch Muskelzuwachs

▶ **Negative N-Bilanz:** Die Ausscheidung von Stickstoff ist größer als die Aufnahme durch Eiweiße:

- Der Mangel an nur einer essenziellen Aminosäure führt dazu, dass mehr Proteine abgebaut als aufgebaut werden.
- Die einseitige Ernährung in den Entwicklungsländern ohne ausreichende Proteine führt zu einer Eiweißmangelerkrankung (= Kwashiorkor) mit Hungerödembildung.
- Bei den Plasmaproteinen wird besonders das für den osmotischen Druck verantwortliche Albumin abgebaut. → Ödembildung

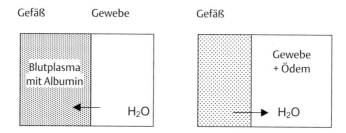

Das Wasser wandert normalerweise von der Seite niedriger Albuminkonzentration, dem Gewebe, auf die Seite höherer Konzentration, da sich die Eiweißmoleküle mit einer Hydrathülle umgeben. Geht ein Teil des Albumins im Blutplasma verloren, verringert sich der kolloidosmotische Druck des Blutplasmas und es wird nicht mehr soviel H_2O in das Blut zurückgeholt, es entwickelt sich ein Ödem.

▶ **Eiweißbedarf:**

Der **tägliche minimale Eiweißbedarf** für einen gesunden Erwachsenen durchschnittlichen Gewichts ist

0,2–0,5 g Protein/kg Körpergewicht

das entspricht etwa   **15–35 g/pro Tag**

Die wünschenswerte Eiweißzufuhr sollte oberhalb dieses Erhaltungsminimums liegen, da der Proteinumsatz z.B. bei der Arbeit oder psychischem Stress etc. erhöht ist. Die WHO empfiehlt 0,7–1g pro kg Körpergewicht.

▶ **Biologische Wertigkeit**

Für die biologische Wertigkeit eines Proteins ist dessen Gehalt an essenziellen Aminosäuren, sowie die Gesamtrelation aller Aminosäuren verantwortlich.

- Je höher die Wertigkeit, desto höher der Gehalt an essenziellen Aminosäuren
- Hochwertiges Protein kann Körpereiweiß in geringeren Mengen ersetzen, als minderwertiges.
- Tierisches Eiweiß in Fleisch, Fisch und Milch ist höherwertig als pflanzliches. Eine Ausnahme bildet Gelatine, bei der es sich um abgebautes Kollagen handelt. Das Eierprotein ist in seiner Aminosäurezusammensetzung das hochwertigste.

▶ Der Proteinstoffechsel wird außerdem noch durch Hormone beeinflusst. Testosteron hat eine anabole (= aufbauende) Wirkung, die Glucocorticoide haben eine katabole Wirkung, denn sie fördern die Umwandlung von Protein in Kohlenhydrate (siehe Gluconeogenese).

3   Enzyme

Definition Enzyme sind Proteine, die als Katalysatoren chemische Reaktionen in lebenden Organismen beschleunigen, die sonst extrem langsam ablaufen würden. Sie sind durch die Endung „ase" schon an ihrem Namen erkennbar. Ferment ist eine alte Bezeichnung für Enzym.

Herleitung „en zyme" ist griechisch und heißt „in der Hefe". In der Hefe sind sie zuerst entdeckt worden, wo sie die Gärung und damit die CO_2-Entwicklung bewirken. Sie sind für die Funktion des Organismus von entscheidender Bedeutung. Viele chemische Reaktionen, wie wir sie aus dem Reagenzglas kennen, benötigen Wärme-/ Energiezufuhr damit sie überhaupt ablaufen können.

Der Stoffwechsel für die Erhaltung unseres Lebens ist aber auf millionenfache, schnelle und fein gesteuerte Reaktionen angewiesen, die bei Körpertemperatur stattfinden müssen. Hierzu bedient sich der menschliche Organismus der Enzyme als Katalysatoren.

Bedeutung **Enzyme setzen chemische Stoffe um**. Diese sogenannten Substrate werden an das aktive Zentrum des Enzyms gebunden und können dann eine chemische Reaktion eingehen.

aktive Zentren:
- ▶ sind Höhlen oder Spalten des Enzyms oder
- ▶ Gruppen die keinen Eiweißcharakter besitzen, z.B.:
  - → prosthetische Gruppen
  - → Coenzyme

Das aktive Zentrum wirkt wie ein Schloss, in das nur ein bestimmter Schlüssel passt, das heißt, es kann nur eine ganz bestimmte Substanz umgesetzt werden (siehe Abb. 27). Das bedeutet, dass Enzyme ganz spezifisch nur ein Substrat umsetzen oder eine Reaktion beschleunigen können.

Für jede chemische Reaktion, oder eine Serie eng verknüpfter Reaktionen, die im Körper abläuft, wird ein eigenes Enzym benötigt. Man unterteilt in

- ▶ *Substratspezifität*: das heißt, diese Enzyme wirken nur auf bestimmte chemische Gruppen, z.B. sind Proteasen spezifisch für Peptidbindungen in Proteinen zuständig.
- ▶ *Gruppenspezifität*: Diese Enzyme reagieren mit chemisch ähnlichen Substraten, z.B. setzen Alkohol-Dehydrogenasen neben Ethanol auch höhere Homologe um, die Reaktionsgeschwindigkeit ist bei den höheren Alkoholen jedoch viel geringer.
- ▶ *optische Spezifität* (= anomere Spezifität): von zwei optischen Isomeren wird nur eines umgesetzt, der optische Antipode kann nicht gebunden und umgesetzt werden (vgl. auch Abb. 27). Zum Beispiel spaltet die Maltase nur α-glycosidische Bindungen.

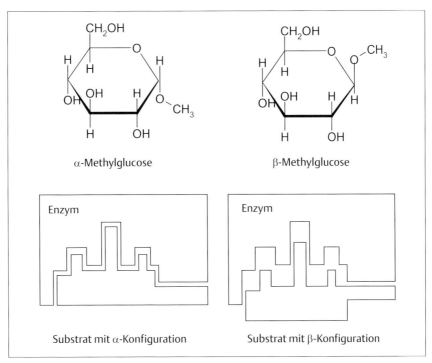

α-Methylglucose   β-Methylglucose

Substrat mit α-Konfiguration   Substrat mit β-Konfiguration

Abb. 27: Schlüssel-Schloss-Prinzip der Enzyme.

Die Funktion eines Enzyms ist an die Intaktheit seines räumlichen Aufbaus, die Raumstruktur, gebunden, die durch die Anordnung mehrerer benachbarter Aminosäuren als Aktivitätszentrum gebildet wird.

▶ Enzyme sind Katalysatoren und werden deshalb bei den chemischen Reaktionen nicht verbraucht. Sie liegen danach unverändert wieder vor. Laufen die Reaktionen jedoch mit Hilfe einer prosthetischen Gruppe oder eines Coenzyms ab, so verändern sich diese bei der Reaktion. Sie können zum Beispiel chemische Gruppen abspalten und übertragen (Coenzym A → Übertragung von Acylgruppen: siehe Kap. 5.1).

▶ Prosthetische Gruppen sind wie Coenzyme an enzymatischen Reaktionen beteiligt. Sie sind fest an das Enzym gebunden. Ihre Abspaltung führt zur irreversiblen Denaturierung des Enzyms. Genau wie das Substrat und das Coenzym erfahren sie chemische Veränderungen. Im Gegensatz zum Coenzym werden die prosthetischen Gruppen jedoch am gleichen Enzym wieder regeneriert.

Enzyme:
▶ erniedrigen die Aktivierungsenergie einer Reaktion
▶ beschleunigen die Reaktion ohne das Gleichgewicht zu verändern
▶ wirken durch günstige räumliche Ausrichtung der Enzym-Substrat-Komplexe

3.1   Benennung der Enzyme

Definition Die Benennung der Enzyme ist bei den allgemeinen Namen recht einfach. Die allgemeinen Namen verweisen auf die Reaktionsart, die sie katalysieren, und bezeichnen die Enzym-Klasse. Bei den spezifischen Namen wird dann das Substrat dazu genannt. Allgemeine **Regel der Enzymbenennung:**

> Allg. chemische Wirkung + Asen = Name der Enzym-Klasse
> Substrat + Wirkung + Ase = spezifischer Enzymname

Beispiel Hier ein Beispiel spezifischer Leberenzyme. Die nicht essenziellen Aminosäuren können in der Leber von einem Typ zu einem anderen Typ umgebaut werden. Das geht nur über enzymatische Reaktionen:
Klasse: Transferasen (Enzyme, die einen Transfer verursachen)
Gruppe: Transaminasen (Enzyme, die eine Aminogruppe umsetzen)
Spezifisch: Aspartat-Transaminase, auch GOT (Glutamat-Oxalacetat-Transaminase) oder z.B. Alanin-Transaminase. **Transaminasen** sind **wichtig für** den **Eiweißstoffwechsel** (siehe auch Kap. 5.2.4.3).

3.2   Coenzyme

Definition Coenzyme sind Substanzen, die an Enzymreaktionen beteiligt sind.

> Apoenzym + Coenzym = Holoenzym

Bedeutung
- ▶ Sie sind nicht fest an den Proteinanteil des Enzyms (= Apoenzym) gebunden. Sie können abgespalten und wieder aufgenommen werden.
- ▶ Sie sind nicht spezifisch, das heißt, sie können von verschiednen Enzymen genutzt werden.
- ▶ Nur wenn Enzym und Coenzym vorhanden sind, findet die Reaktion statt.
- ▶ Die meisten wasserlöslichen Vitamine sind Bestandteile von Coenzymen.
- ▶ Das Coenzym wird wie das Substrat bei der Reaktion verändert.
- ▶ Sie übertragen chemische Gruppen, Beispiele sind:
  - → Nucleosidtriphosphate, ATP, Kreatininphosphat
  - → Coenzym A (Übertragung von Acylgruppen)

Beispiele Die Phosphorylierung mittels ATP aktiviert chemische Verbindungen und leitet somit chemische Reaktionen ein, z.B. den Zuckerabbau durch Bildung von Glucose-6-phosphat.
Viele Vitamine sind Coenzyme für enzymatische Reaktionen.

3.2.1 Vitamine

Definition Der Name „Amine" bedeutet, dass zuerst stickstoffhaltige Substanzen entdeckt wurden, welche lebensnotwendig sind.

Bedeutung Ihre spezifische Wirkung beruht auf Ersatz der, dem metabolischen Verschleiß unterliegenden, Wirkgruppen (Coenzyme, s.o.) von Enzymen. Teilweise können Vitamine vom Körper, oder von den Darmbakterien selbst hergestellt werden. In einigen Fällen können auch Vitaminvorstufen (Provitamine) im Organismus in ihre Wirkform umgewandelt werden. Eine Unterversorgung führt zu Mangelerscheinungen.

Einteilung Die Vitamine sind chemisch unterschiedliche Substanzen. Sie werden nach ihrem Löslichkeitsverhalten in fett- und wasserlösliche Vitamine eingeteilt. Die fettlöslichen Vitamine sind die „EDEKA's": **Vitamin A, D, E** und **Vitamin K**. Die übrigen sind wasserlöslich. Das ist wichtig für ihre Resorption im Verdauungstrakt. Bei Zufuhr der fettlöslichen Vitamine ist eine strenge Indikationsstellung erforderlich, da ein Überschuss, nicht wie bei den wasserlöslichen, wieder ausgeschieden wird.

Als Co-Enzym wirkende Vitamine sind:

Vitamin A

Definition Vitamin A umfasst folgende Verbindungen: Retinol, Retinal, Retinsäure. β-Carotin ist eine Vorstufe des Vitamin A. Der Körper wandelt in der Darmschleimhaut und der Leber Beta-Carotin in die von ihm benötigte Menge an Vitamin A um. β-Carotin ist ebenfalls fettlöslich.

Bedeutung Vitamin A ist verantwortlich für einen **gesunden Aufbau** (Kreatinisierung) und eine **optimale Funktion** von **Haut** und **Schleimhaut**. Außerdem für die Biosynthese von Glukoproteinen. Es fehlt oft bei Haut- und Schleimhauterkrankungen (auch Darmschleimhaut) und Augenerkrankungen wie der Nachtblindheit. Oft fehlt gleichzeitig auch das Spurenelement Zink. Vitamin A wird auch als Epithelschutzvitamin bezeichnet.

Vorkommen In Grünkohl, Spinat, Karotte, Schnittlauch, Kresse, Aprikose, Mangold, Löwenzahn, Tomaten

Vitamin B1

Definition Vitamin B1 ist ein Synonym für Thiamin, ein hitzestabiles Pyrimidinderivat.

Bedeutung Vitamin B1 wird als Coenzym im Kohlenhydrat- und Fettstoffwechsel für die Pyruvatdecarboxylierung (Citratzyklus) und die Decarboxylierung von Alphaketosäuren benötigt. Es findet Anwendung bei **Neuropathien, Diabetes, Multipler Sklerose** und **Leberfunktionsstörungen**. Es ist das Hauptpharmakon bei der Sauerstoffmehrschritt-Therapie nach Ardenne.

Vorkommen In weißen Bohnen, Erbsen, Hefe, Innereien, Leinsamen, Nüssen, Soja, Sonnenblumenkernen und Weizenkeimen.

Vitamin B2

Definition   Vitamin B2 ist ein Synonym für Riboflavin.

Bedeutung   Vitamin B2 ist eine Wirkgruppe in FAD (s. S. 98), das wiederum als Coenzym in Flavoproteinen wichtig für den **Stoffwechsel** ist. Überschüsse können nicht gespeichert werden. Anwendungsgebiete sind **Dermatosen, chronische Schleimhautentzündungen** (Morbus Crohn und andere Enteritiden) und **Leistungssport**.

Vorkommen   In Leber, Leinsamen, Getreide, Speisepilzen.

Niacin

Definition   Niacin ist ein Sammelbegriff für chemische Strukturen der Pyridin-3-Carbonsäure. Hierzu gehören auch die Nicotinsäure und das Nicotinamid.

Bedeutung   Sie sind Bestandteil wichtiger Coenzyme (NAD, NADP) und haben sehr viele Funktionen unter anderem im Cholesterinmetabolismus, in der Herstellung von Geschlechtshormonen und in der Nervenfunktion. Sie werden angewendet bei **Neuropathien, Diabetes, Multipler Sklerose** und **Hyperlipidämie**.

Vorkommen   In Hefeextrakt, Eiern, Nüssen und Leber.

Vitamin B3/Pantothensäure

Definition   Vitamin B3 ist oft auch ein Synonym für Pantothensäure. Die Benennung ist jedoch meist uneinheitlich, deshalb ist immer auf die chemische Bezeichnung zu achten, genauso auch bei den B2-Vitaminen.

Bedeutung   Pantothensäure ist Bestandteil des Coenzyms A (s. S. 99), das eine fundamentale Bedeutung für den gesamten **Stoffwechsel** hat. Es liefert die zentralen SH-Gruppen bei der Fettsäuresynthese. Sie findet Anwendung bei **Stress, stressbedingtem Tinnitus, Allergien, Arthritis, „Burning-Feet"** und **Wundheilungsstörungen**.

Vorkommen   In Hefeextrakt, Eiern, Nüssen und Leber.

Vitamin B6

Definition   Vitamin B6 ist auch eine andere Bezeichnung für Pyridoxin und es umfasst drei Wirkstoffe: Pyridoxol, Pyridoxal und Pyridoxamin, die ineinander umgewandelt werden können.

Bedeutung   Es ist Coenzym zahlreicher Enzyme (Transaminasen, Carboxylasen), bei der Hämsynthese, als Pyridoxalphosphat im Aminosäurestoffwechsel und bei der Lezithinsynthese. Angewendet wird es bei **Anämie, Neuritiden, Hyperlipidämie, Asthma.**

Vorkommen   In Avocado, Banane, Getreide, Soja, Eigelb, Leber und Hefe.

Vitamin B12 = Extrinic-Faktor

Definition   Vitamin B12 oder Cobolamin ist eine Sammelbezeichnung für eine Reihe ähnlicher Verbindungen, die aus einem System von vier Pyrrolringen bestehen (ähnlich dem Häm) und die Cobalt als Zentralatom besitzen.

Bedeutung	Die Resorption im Darm ist beim Menschen nur nach Bindung an den *Intrinsic-Faktor* (aus den Belegzellen des Magens) möglich. Vitamin B12 wird als Coenzym bei der Nucleinsäuresynthese (RNA, DNA) und im Kohlenhydratstoffwechsel benötigt. Bei Mangel ist deshalb zuerst Gewebe mit hoher Zellteilungsrate, vor allem das blutbildende Gewebe, betroffen. Ursache für Mangelerkrankungen sind oft Resorptionsstörung durch **Magenerkrankungen** mit der Folge **neurologischer Störungen** und der **Perniziösen Anämie**. Seine Anwendung findet auch bei **Depressionen** und **Angstzuständen** und zur **Stärkung des Immunsystems** statt.
Vorkommen	In tierischen Nahrungsmitteln.

Vitamin H = Biotin

Definition	Biotin ist ein zyklisches Harnstoffderivat und wird normalerweise in der Darmflora synthetisiert.
Bedeutung	Es ist ein Coenzym bei allen Carboxylierungsreaktionen und hat damit Bedeutung bei einer Vielzahl von Stoffwechselvorgängen wie z.B. der Fettsäuresynthese. Carboxybiotin stellt die aktive Form des Kohlendioxids dar. Biotin wird bei **Dermatitis**, zur **Kräftigung von Haaren** und **Nägeln** und bei **zentralnervösen Störungen** eingesetzt.
Vorkommen	In Fleisch, Leber, Eiern, Nüssen, Hefe.

Vitamin K

Definition	Vitamin K gehört zur Substanzklasse der Chinone. Dazu zählen z.B. Menadion, Menachinon und Phyllochinon.
Bedeutung	Es wirkt in der Leber als Coenzym für die Biosynthese der Gerinnungsfaktoren, es ist also essenziell für die **Funktion des Blutgerinnungssystems.** Es ist das **Notfallmittel für Marcumar-Patienten**. Eine *Hypovitaminose* kann bei Beeinträchtigung der Darmflora durch Antibiotikatherapie auftreten.
Vorkommen	In grünen Pflanzenteilen, Fisch und anderen tierischen Organen.

Folsäure

Definition	Es handelt sich um Derivate der Pteroylglutaminsäure.
Bedeutung	Folsäure ist wichtig für die Biosynthese von Nucleinsäuren, die **Bildung von Hämoglobin**. Es wirkt als Coenzym bei der Übertragung von C_1-Bruchstücken. Mangelerkrankungen sind z.B. **Anämie**, **Gastritis** und **Dermatitis**. Anwendung auch bei **Stress**, in der **Schwangerschaft** (wichtig gegen Neuralrohrdefekte, den offenen Rücken) und für die Laktation.
Vorkommen	In Gemüse, Soja, Leber, Kuh- und Muttermilch.

Weitere Vitamine:

Vitamin C

Definition Vitamin C = Ascorbinsäure, ist ein gut wasserlösliches kristallines Pulver.

Bedeutung Vitamin C kann als Aktivator für den gesamten **Zellstoffwechsel** betrachtet werde. Es besitzt reduzierende Eigenschaften und gehört zu den klassischen Antioxidanzien. Da es vom menschlichen Körper nicht synthetisiert werden kann, sind **ernährungsbedingte Mangelerscheinungen** bis hin zum Skorbut möglich. Es wird für die Kollagenbildung (Narbenbildung) benötigt und findet deshalb Anwendung bei **Wundheilungsstörungen, Infektanfälligkeit, Stress** (vermehrter Vitamin C-Abbau) und bei der **Krebsprophylaxe** und **begleitender Tumortherapie**.

Vorkommen In dunkelgrünem Blattgemüse, Obst, Zitrusfrüchten.

Vitamin D

Definition Vitamin D ist ein Sammelbegriff für fettlösliche, photosensible Sterinderivate. Dazu gehören z. B. das Cholecalciferol oder das Calciferol, das in der Haut unter UV-Einwirkung aus Dehydrocholesterol entsteht.

Bedeutung Es ist wichtig für den **Calciumstoffwechsel** und die **Mineralisation**. Ein **Mangel** führt bei Säuglingen zu Rachitis, bei Erwachsenen zu Osteomalazie und zu sekundärem Hyperparathyreodismus. Eine *Hypervitaminose* durch Überdosierung stimuliert die Mobilisation von Calcium aus den Knochen und kann zu Nierensteinen führen.

Vorkommen In Fisch, Leberölen und Innereien, Milchprodukten und Eiern.

Vitamin E = Tocopherol

Definition Vitamin E = Tocopherol. Das α-Tocopherol besitzt die höchste biologische Aktivität.

Bedeutung Vitamin E lagert sich als lipophiles Molekül direkt in die Zellmembran ein und wirkt dort als **Antioxidans** und **Stabilisator**. Es ist wichtig für die Funktion der **männlichen Keimdrüsen**, in der **Schwangerschaft** und die Funktionstüchtigkeit von **Nervensystem** und **Muskulatur**. Es wird zur Prävention vor **Arteriosklerose, Katarakt** und bei **Arthrose** eingesetzt.

Vorkommen In pflanzlichen Ölen, Nüssen, Fleisch und Getreide.

Vitamin P = Bioflavonoide

Definition Zu den Bioflavonoiden zählen z. B. Citrin aus den Schalen von Zitrusfrüchten und Rutin, ein Glycosid aus den Blättern verschiedener Eukalyptusarten.

Bedeutung Sie vermindern die Gefäßpermeabilität, das heißt, sie wirken membranabdichtend bei **Kapillarbrüchigkeit** und **Blutungsgefahr**. Sie wirken synergistisch mit Vitamin C, das heißt entzündungswidrig und als **Antioxidans**. Außerdem finden sie Anwendung bei **Hämorrhoiden, Ödemen** und **Varicosen**.

Vitamin T = Carnitin

Definition   Carnitin ist eine aminosäureähnliche Verbindung, die in der Leber synthetisiert wird.

Bedeutung   Es dient dem Fettsäuretransport in die Mitochondrien und damit der Fettverwertung bei **Fettstoffwechselstörungen**. Es wirkt appetit- und gewichtsfördernd.

Vorkommen   In Fleisch und Leber.

3.2.2   Spurenelemente

Wichtige Spurenelemente und Elektrolyte, die auch als Coenzyme fungieren:

Calcium

Definition   Calcium ist als Element der Erdalkalimetalle meist ein zweiwertiges Kation Ca^{2+}.
Bedeutung   Neben den bekannten Funktionen von **Zellkommunikation** und **Muskelfunktion** (Hypocalcämie → neuromuskuläre Erregbarkeit) ebenso wie **Skelettaufbau** (Ca-Apatit im Knochen) ist Ca ein wichtiges Coenzym für verschiedene Enzyme und ein Faktor bei der **Blutgerinnung**.

Chrom

Bedeutung   Chrom Cr ist ein Bioelement, das physiologisch in geringen Mengen im Serum und Gehirn vorkommt, pathologisch in Krebsgewebe. Chromate sind sehr toxisch und metallisches Chrom ist oft Allergie auslösend. Ein Mangel dieses Spurenelementes kann beim Diabetes vorliegen.

Eisen

Definition   Eisen gehört zu den unedlen Metallen mit dem Symbol Fe.
Bedeutung   Eisen ist Bestandteil von Hämoglobin, Myoglobin, Cytochromen der Atmungskette und Enzymen, z.B. für die Oxidation. Fe^{2+} wird leichter im Darm resorbiert als Fe^{3+}. Im Plasma liegt Fe^{3+} an Transferrin gebunden vor. Ferritin und Hämosiderin sind die Speicherformen des Eisens. **Eisenmangel** kann durch unzureichenden Eisengehalt der Nahrung, Resorptionsstörungen oder chronische Blutungen auftreten. In der Folge kommt es besonders zu Störungen der Hämoglobinsynthese mit erniedrigtem Hb-Gehalt der Erythrozyten (hypochrome Anämie).

Fluor

Definition   Fluor liegt als einwertiges Element der Halogene, als Fluorid F^-, vor.
Bedeutung   Fluoride sind wichtig für den **Calcium-Metabolismus**, die Qualität des **Bindegewebes**, und den Aufbau des mineralischen Anteils von **Knochen** und **Zähnen** (Apatit). Von der Fluoridgabe zur Prophylaxe wird immer mehr abgesehen, da Fluoride in **höheren Dosen giftig** sind.

Jod

Definition

Jod ist ein Nichtmetall und Element der Halogengruppe. Es liegt in Salzen als Jodid J⁻, dem einfach negativen Anion der Jodwasserstoffsäure, vor.

Bedeutung

Jodid ist sehr wichtig für die **Schilddrüsenfunktion**, die Synthese der Schilddrüsenhormone Thyroxin und Trijodthyronin (Jodierung von Tyrosin zu „aktiven" Hormonen). **Jodmangel** führt zu einer Hyperplasie der Schilddrüse (Jodmangelkropf).

Elementares Jod wird als äußerliches Desinfektionsmittel eingesetzt, es treten jedoch relativ häufig Allergien dagegen auf.

Kalium

Definition

Kalium ist ein einwertiges Element der Alkalimetalle mit dem chemischen Symbol K.

Bedeutung

Kalium ist im menschlichen Organismus zu 98 % in der Intrazellularflüssigkeit enthalten, und liegt überwiegend frei als K⁺-Ionen vor. Es ist wichtig für die **Reizleitung der Nerven**, die Natrium-Kaliumpumpe (Membranpotenzial siehe Kap. 4.1.1), die **Muskelarbeit**, die **Herzrhythmusregulierung** und den **Wasser- und Säurehaushalt**. Kalium wird bei **Digitalisüberdosierung** verabreicht.

Kobalt

Definition

Kobalt ist ein Element der Eisengruppe. Symbol: Co

Bedeutung

Kobalt ist ein essenzielles Spurenelement für Pflanzen, Tiere und Menschen. Es ist als Zentralatom am Aufbau von Vitamin B12 beteiligt, wichtig in der **Nierenfunktion** und der Physiologie des **vegetativen Nervensystems**. Es fördert die Resorption von Eisen. Gering höhere Konzentrationen sind **toxisch**.

Kupfer

Definition

Kupfer ist ein 1- bis 3-wertiges Element. Symbol: Cu.

Bedeutung

Kupfersulfat ist für die Grünfärbung von Grünspan verantwortlich. Kupfer ist Bestandteil eines Enzyms der Atmungskette und von antioxidativen Enzymen. Es ist ein wichtiger Cofaktor im **Immunsystem** und begünstigt die Eisenaufnahme aus dem Intestinaltrakt, was für die Hämoglobinsynthese wichtig ist. Außer bei Resorptionsstörungen tritt ein **Kupfermangel** sehr selten auf.

Magnesium

Definitton

Magnesium Mg ist ein Element der Erdalkalimetalle und liegt damit als zweiwertiges Kation in Mineralien Meer- und Quellwasser vor. Als Zentralion hat es einen großen Anteil im Chlorophyll.

Bedeutung

Magnesium ist unbedingt notwendig für Enzymreaktionen, es aktiviert alle Reaktionen an denen ATP beteiligt ist. Es ist Cofaktor für Vitamin B und C und essenziell in **Geweben** und **Körperflüssigkeiten**.

Mangan

Definition   Mangan Mn ist ein essenzielles Spurenelement, das in Mineralquellen und vor allem in Spinat, Früchten, Nüssen und Reis vorkommt.

Bedeutung   Es aktiviert Enzyme, die am Aufbau von **Bindegewebe**, **Knorpel** und **Knochen** beteiligt sind. Es ist Co-Faktor der Pyruvat-Carboxylase. Ein Mangel führt zu Gewichtsverlust und Knochenmissbildungen, ZNS-Schäden und Sterilität. Eine Substitution kann auch bei Allergien zur Verhinderung der Histaminfreisetzung sinnvoll sein und bei **Hyperaktivität** oder **Lernstörungen von Kindern**.

Molybdän

Definition   Molybdän ist ein 2- bis 6-wertiges Schwermetallelement. Symbol: Mo.

Bedeutung   Molybdän ist essenzieller Bestandteil von Enzymen, z.B. der Xanthinoxidase, Nitratreduktase und Aldehydoxidase.

Natrium

Definition   Natrium ist ein Element der Alkalimetalle und liegt als einwertiges Kation vor z.B. im Kochsalz NaCl.

Bedeutung   Mit 0,15 % des Körpergewichtes ist es ein wichtiges Bioelement. Es ist wichtig für Transportprozesse, die Osmoregulation der **Zelle** und Potenzialdifferenzen von **Zellmembranen** (siehe Kap. 4.1.1). Es ist vermindert bei **Verbrennungen, Exsikkose** durch Erbrechen oder **Diarrhö**.

Phosphor

Definition   Liegt meist in Form von Phosphat, dem Anion der Phosphorsäure, als Metallsalz vor.

Bedeutung   Phosphate sind wichtige Bausteine der Nucleinsäuren, der Lecithine oder als Cofaktor bei den B-Vitaminen. Phosphat ist Bestandteil der **Zahn**- und **Knochenhartsubstanz**. Die Aufnahme aus dem Darm wird durch Vitamin D gefördert.

Selen

Definition   Selen ist ein Halbmetallelement mit dem Symbol Se.

Bedeutung   Es ist für den Menschen **als Spurenelement essenziell**. Es ist Bestandteil der Glutathionperoxidase, die als intrazelluläres Antioxidans eine ähnlich wichtige Rolle wie das Vitamin E spielt. Es ist am Aufbau von Enzymen für den Perioxidmetabolismus beteiligt und inaktiviert Schwermetalle. Selen ist auch für die Steigerung der **körpereigenen Abwehr** wichtig.

Zink

Definition   Zink ist ein unedles Schwermetall und liegt in Form als Kation in Salzen vor. Symbol: Zn

Bedeutung   Es ist Bestandteil vieler Enzyme und stabilisiert deren Tertiärstruktur. Es ist essenziell für alle Lebewesen und beim Menschen wichtig für **Wachstum** und **Reifung**, im **Leberstoffwechsel**, bei der **Prostaglandin**-, und **Insulinsynthese**.
Zinkmangel bewirkt unter anderem Zwergenwuchs und Dermatiden. Es wird auch bei **Wundheilungsstörungen**, **Schwermetallintoxikationen** oder **Infektanfälligkeiten** eingesetzt.

3.3   Einfluss auf Enzyme

Enzyme und enzymkatalysierte Reaktionen unterliegen vielen äußeren Einflüssen aber auch gewünschten Kontrollmechanismen. Wichtig sind hier:

▶ Temperatur:
  Die Reaktionsgeschwindigkeit steigt mit der Temperatur. Fieber führt deshalb zu einer Erhöhung des Stoffwechselumsatzes. Oberhalb der physiologischen Grenze von 42 °C kommt es zu einer Hitzedenaturierung der Eiweiße und damit auch der Enzyme.

▶ pH-Wert:
  Der pH-Wert hat einen Einfluss auf die Affinität des Substrates und damit auf die Umsatzgeschwindigkeit. Außerdem führen extrem niedrige oder hohe pH-Werte zur Denaturierung (z. B. Azidose).

▶ Ionen:
  Viele Enzyme benötigen Ionen als Cofaktoren für eine optimale Katalyse (siehe oben, Spurenelemente).

▶ Kontrollmechanismen finden durch spezifische Moleküle, Medikamente, Toxine, oder Schwermetalle statt. Hier gibt es verschiedene Mechanismen:

❶ *Irreversible Hemmung:* Der Inhibitor ist fest gebunden, oder dissoziiert nur sehr langsam. Zum Beispiel verhindern Nervengase die Weiterleitung von Nervenimpulsen durch die irreversible Hemmung der Acetylcholin-Esterase.

❷ *Reversible Hemmung*: Der Inhibitor bindet in Konkurrenz zum Substrat an das Enzym. Die Enzymmenge wird verringert und damit wird auch die Katalysegeschwindigkeit vermindert.

  ● Ein *kompetitiver Inhibitor* vermindert die Katalysegeschwindigkeit in dem der Inhibitor in Konkurrenz zum Substrat an das Enzym bindet. Der Inhibitor hat eine ähnliche Struktur wie das Substrat. Die Hemmung wird durch erhöhte Substratkonzentration aufgehoben, z. B. Hemmung der Glucokinase durch N-Acetylglucosamin.

  ● Die *nichtkompetitive Hemmung* ist ebenfalls reversibel. Sie wirkt durch Erniedrigung der Wechselzahl eines Enzyms und damit der Reaktionsgeschwindigkeit. Die Erhöhung der Substratkonzentration hat keinen Einfluss.

3.3.1   Hormone

Definition

Hormone sind Botenstoffe, die Enzyme hemmen oder aktivieren können (griech.: antreiben).

Bedeutung

Es handelt sich um **Signalstoffe**, die in kleinsten Mengen biochemische Reaktionen auslösen ohne selbst verbraucht zu werden. Die Sekundärreaktionen sind dann die physiologischen Vorgänge bzw. Reaktionen.

Die Hormone, die nicht wie z. B. die Steroide (siehe Kap. 2.1.5.1), die Zellmembran durchdringen können, müssen ihre Wirkung durch einen Rezeptor auf der Zellmembran vermitteln.

Einteilung

Die Einteilung der Hormone erfolgt vor allem nach ihrem Bildungsort. Da sind zunächst die glandulären Hormone, die in den klassischen Hormondrüsen (z. B. Nebennieren, Testes, Eierstöcke, Bauchspeicheldrüse und Schilddrüse) gebildet werden. Die Bildung der aglandulären Hormone erfolgt in spezialisierten Geweben (Gewebshormone, z. B. Sekretin und Gastrin).

Beispiele

▶ Hormone der Schilddrüse und der Nebenschilddrüse:

Thyroxin T_4 und **Trijodthyronin T_3** sind Derivate von L-Tyrosin. T_3 ist etwa 5 mal stärker wirksam als T_4. Sie steigern den Umsatz von Kohlenhydraten und Lipiden und die Proteinsynthese. Beide Hormone sind in der Wachstumsphase unbedingt erforderlich. Durch Mangel entsteht der Symptomenkomplex des Kretinismus.

> Die **Überfunktion der Schilddrüse** führt zu erhöhtem Grundumsatz, Tachykardie und erhöhter Reizbarkeit. **Die Unterfunktion** (Hypothyreose) zeigt sich mit niedrigem Blutdruck, Trägheit und einem Symptomenkomplex, der als *Myxödem* bezeichnet wird.

Thyreostatika hemmen die Synthese von Schilddrüsenhormonen.

Das **Parathormon**, ein Proteohormon aus 84 Aminosäuren, wird in den Epithelkörperchen der Nebenschilddrüse gebildet, und reguliert den Calcium- und Phosphathaushalt von Gewebe und Blut. Es erhöht den Blutcalciumspiegel durch Stimulation der Osteoklasten, und durch eine erhöhte Rückresorption von Calcium in den Nieren.

Calcitonin aus den C-Zellen der Schilddrüse wirkt antagonistisch zum Parathormon und senkt den Blutcalciumspiegel, was zur Mineralisation der Knochen führt. Bezüglich des Phosphatspiegels führt es wie das Parathormon zu einer Senkung durch verminderte Rückresorption in den Nieren.

▶ Die Schilddrüse wird durch **TSH**, (Thyroidea stimulierendes Hormon) einem Glykoprotein aus dem Hypophysenhinterlappen, stimuliert und zur Bildung von T_3 und T_4 angeregt. TSH steuert jedoch nicht die Ausschüttung von Calcitonin. Bei Jodmangel, und damit auch einem T_3- und T_4-Mangel, kommt es zu einer erhöhten TSH-Ausschüttung und dadurch zum Wachstum der Schilddrüse (Jodmangelstruma).

Der Hypophysenhinterlappen und damit die TSH-Bildung wird wiederum durch **TRH** (Thyreotropin-Releasing-Hormon) aus dem Hypothalamus stimuliert. Die TSH-Ausschüttung wird über den Spiegel der Schilddrüsenhormone reguliert.

▶ Das Somatotrope Hormon **STH** wird im Hypophysenvorderlappen gebildet und ist ein Polypeptid aus 188 Aminosäuren. Es wirkt auf den ganzen Körper, vor allem bewirkt es das Wachstum der Knorpelzellen. Ein Mangel führt zu proportionalem Zwergenwuchs. Eine Überproduktion im Wachstumsalter führt zu Riesenwuchs und nach Abschluss des Wachstums zu Akromegalie, wo nur die Akren (Hände. Füße, Nase) vergrößert sind.

▶ Hormone des Nebennierenmarks sind die Katecholamine **Noradrenalin** und **Adrenalin**, beides Abkömmlinge von Tyrosin:

Tyrosin   Dopa   Dopamin   Noradrenalin   Adrenalin

Beide wirken im vegetativen System als Transmittersubstanz. Die Ausschüttung des Stresshormons Adrenalin erfolgt vor allem durch nervöse Reize und psychische Erregung. Sie führen zu einer Steigerung der Glykolyse und der Lipolyse (siehe Stoffwechsel), des Blutdrucks und der Herzfrequenz, sodass mehr Energie zur Verfügung steht.

▶ Hormone der Nebennierenrinde sind die Corticosteroide (siehe Kap. 2.1.5.2). Die **Glucocorticoide** (z.B. Cortison) sind Antagonisten des Insulins (siehe auch Kap. 5.3.5). Sie fördern den Proteinabbau, die Gluconeogenese und die Mobilisierung der Lipiddepots.

Von den **Mineralocorticoiden** ist das Aldosteron das Hormon mit der stärksten Wirkung auf den Mineralhaushalt. Es wirkt vor allem in den Nierentubuli und führt zu einer verstärkten Na^+-Rückresorption und einer erhöhten K^+-Ausscheidung. Unter Aldosteronwirkung kann es deshalb zu einem sogenannten *Kochsalzödem* kommen. Eine erhöhte K^+-Ausscheidung bringt die Gefahr von Herzrhythmusstörungen.

→ Über- und Unterfunktionen der Nebennierenrinde führen zu typischen Krankheitsbildern **wie Morbus Cushing, Conn-Syndrom** oder **Morbus Addison**.

Produktion und Ausschüttung der Nebennierenrindenhormone unterliegen wiederum der Kontrolle von **ACTH** (Adrenocorticotropes Hormon) aus dem Hypophysenvorderlappen.

▶ Die **Sexualhormone** leiten sich vom Cholesterin ab (Siehe Kap. 2.1.5.2) und werden in den Keimdrüsen, der Plazenta und auch in der Neben-Nierenrinde gebildet. Die Androgene und die Östrogene werden von beiden Geschlechtern, jedoch in unterschiedlichen Mengenverhältnissen, gebildet.

▶ Synthese und Sekretion der Sexualhormone werden von den gonadotropen Hormonen des Hypophysenvorderlappens kontrolliert. Dazu gehören das Follikel stimulierende Hormon **FSH**, ein Glykoprotein, das die Follikelreifung im Ovar und beim Mann die Spermienbildung beeinflusst.

Das luteinisierende Hormon **LH** löst bei der Frau den Eisprung aus und dient der Bildung und Erhaltung des Gelbkörpers (Bildung von Östrogen und Progesteron). Beim Mann wird die Testosteronsynthese in den Leydigschen Zwischenzellen stimuliert.

▶ **Insulin** (51 Aminosäuren) wird in den Beta-Zellen des Pankreas gebildet und senkt den Blutglucosespiegel. **Glucagon** (29 Aminosäuren) ist der Antagonist (= Gegenspieler) des Insulins (siehe Kap. 5.3.5).

▶ **Oxitocin** (9 Aminosäuren) aus dem Hypothalamus bewirkt die Kontraktion der glatten Muskulatur des Uterus und steigert die Lactation.

Vasopressin (9 Aminosäuren), das ebenfalls im Hypothalamus gebildet wird, fördert die Antidiurese.

Bedeutung   An diesen Beispielen wird ersichtlich, wie komplex die hormonellen Systeme sind und dass sie sich oft gegenseitig beeinflussen. Um so wichtiger ist die genaue Ursachenforschung einer Störung in diesen Regelkreisen.

4   Die Zelle

Definition   Die Zelle ist die kleinste lebensfähige biologische Einheit. Ein sich selbst regenerierendes, offenes, mit seiner Umgebung durch permanenten Stoffaustausch in einem Fließgleichgewicht stehendes System, mit eigenem Stoffwechsel.

Einteilung   Das Zellinnere ist strukturiert. Bei höheren Organismen werden durch intrazelluläre Membranen verschiedene Kompartimente gebildet:

▶ Cytoplasma = Cytosol

Im **Zellplasma** findet die **Mehrzahl der Stoffwechselvorgänge** statt. Es ist z.B. der Ort des Glucosestoffwechsels (Glykolyse) und der Fettsäuresynthese.

▶ Organellen

Im Cytosol befinden sich verschiedene Untereinheiten, die *Organellen*:

- Der **Zellkern** mit der DNA, die zusammen mit Proteinen als Chromatin organisiert ist und hier repliziert und transkribiert wird (siehe Kapitel 6).
- Das **endoplasmatische Retikulum** ist ein lamellen- und netzartiges System von membranumschlossenen Vesikeln, die auch als *Mikrosomen* bezeichnet werden. Es ist wichtig für die Lipid-, Steroid- und Eiweißsynthese.
- Im **Golgi-Apparat** unterliegen die neu synthetisierten Proteine zusätzlichen Modifizierungen. Das kann auch die Adressierung für ihren endgültigen Bestimmungsort sein.
- Die **Mitochondrien** (siehe Abb. 28) sind die Organellen der Zellatmung, die den größten Teil der ATP-Synthese einer Zelle bewirken. Sie sind gewissermaßen die „Kraftwerke" der Zelle.

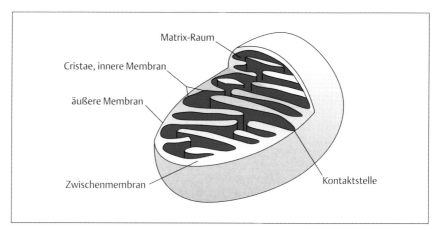

Abb. 28: Schematische Darstellung des Mitochondrienaufbaus mit der Auffaltung der inneren Membran zur Vergrößerung der Oberfläche.

- In den **Lysosomen** findet der Abbau von Makromolekülen statt. Sie sind von einer einfachen Membran umgeben und besitzen im Inneren eine Vielzahl abbauender Enzyme. Die Abbauprodukte werden über die Membran in das Cytosol transportiert und stehen der Zelle dort zur weiteren Verwertung zur Verfügung.
- Die **Zentriolen** sind für die Zellteilung wichtig.

4.1   Die Zellmembran

Definition   Membranen sind essenzielle Bestandteile der Zellen. Sie umgeben diese als Plasmamembran bestehend aus Proteinen und Lipiden und trennen damit das Innere von der Außenwelt. Sie ermöglichen es, ein konstantes inneres Zellmilieu zu erhalten.

Eigenschaften   Die Zellmembranen bestehen aus Lipiden (vor allem Phosphatide, Cholesterin und Glykolipide) und Eiweißkörpern, die in den Lipidfilm eintauchen. Genauer bestehen sie aus Lipiddoppelschichten (siehe Abb. 29 und 30) welche für polare Moleküle und Ionen undurchlässig sind, organische Moleküle können die Membran eher passieren.

Die Eiweißkörper, die in den Membranen liegen, dienen als Pumpen, Kanäle, Rezeptoren, Energieüberträger und Enzyme (Abb. 30).

Beide Komponenten tragen zu den Membraneigenschaften bei und haben mehrere Aufgaben:

- ▶ Sie bestimmen die Elektronennegativität.
- ▶ Sie sind Träger der Antigenität.
- ▶ Sie besitzen Rezeptoreigenschaften.
- ▶ Sie sind Ladungsträger: Die Innenseite ist negativ geladen (–60mv), was wichtig für die Erregbarkeit und Energieumwandlung ist (De- und Repolarisation bei Nervenzellen).
- ▶ Sie wirken als Transportproteine (Carrier) oder Enzymproteine.
- ▶ Sie besitzen eine selektive Permeabilität für bestimmte Stoffe.
- ▶ Sie sind semipermeabel für H_2O (osmotischer Druck).

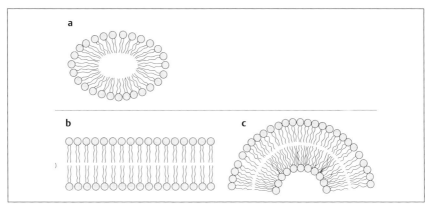

Abb. 29: Die Anordnung von Lipiden in wässrigem Medium a) in Form von Micellen (vgl. Kap. 2.1.5.2) b) als Lamelle mit Lipiddoppelschichten.

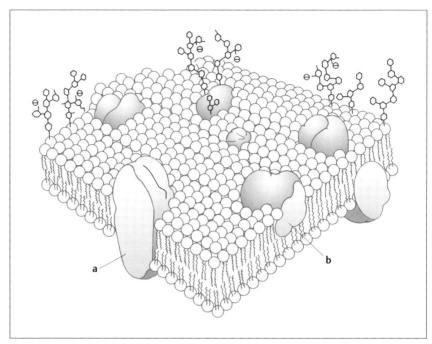

Abb. 30: Aufbau von Membranen. In die Phospholipiddoppelschicht sind Proteine (grau) eingebettet. a) sind sogenannte integrale, durchgängige Proteine, b) einseitige Proteine. Farbige Sechsecke stellen die Saccharide der Glykoproteine oder Glykolipide auf der Außenseite dar.

4.1.1   Transportmechanismen

Definition   Alle Zellen besitzen spezifische Transportmechanismen in ihren Membranen, mit denen sie Nahrungsstoffe aufnehmen und wasserlösliche Abbauprodukte wieder abgeben, Ionengleichgewichte erzeugen, und diese für die Energiegewinnung und die Signalübertragung nutzen.

Einteilung   Transportmechanismen durch die Zellmembran lassen sich in folgenden Prinzipien einteilen:

- Diffusion
- Carrier
- Kanäle mit Hilfe von Kanalbildnern
- und Pumpen
- ▶ Bei der passiven Diffusion aufgrund eines Konzentrationsgradienten ist keine Selektion möglich. In den biologischen Membranen des menschlichen Körpers ist diese nur für Wasser, Ammoniak, Sauerstoff, Kohlendioxid und andere Gase möglich.

Der Transport von Ionen und kleinen polaren Molekülen, wie Glucose und anderen Zuckern, durch die Membranen, geschieht mit Hilfe von **Carriern, Kanälen** und **Pumpen**.

▶ Carrier oder auch Transportmoleküle, führen einen selektiven Transport durch Bindung des transportierten Stoffes durch (analog zum Enzym-Substrat-Komplex, siehe dort).

Beispiel   Carnitin ist ein Carrier für Fettsäuren durch die Mitochondrienmembran.

▶ Kanäle bilden durchgehende polare Wege durch Membranen, die es Ionen ermöglichen, ihrem elektrochemischen Gradienten zu folgen. Sie bestehen aus 4–6 Polypeptidketten und stellen eine durchgehende Pore von einer Membranseite auf die andere dar.

Diese Poren sind eng und für die durchgelassenen Ionen mittel bis hoch selektiv. Sie sind im Ruhezustand geschlossen und nur über kurze Zeiträume geöffnet, typischerweise eine Millisekunde lang, was sie in die Lage versetzt Nervensignale von hoher Frequenz zu übertragen.

Beispiele   Nervenimpulse sind elektrische Potenziale, die durch einen Ionenfluss durch die Plasmamembran von Neuronen hervorgerufen werden.

Für die Steuerung werden spannungskontrollierte Kanäle benutzt. Das Membranpotenzial wird hauptsächlich vom Verhältnis der Kaliumionen innerhalb und außerhalb der Zellen bestimmt. Der Austausch dieser Ionen bei der Reizweiterleitung geschieht über Na^+- und K^+-Kanäle, die sich unterschiedlich öffnen und schließen können. Aktionspotenziale beruhen auf dem vorübergehenden Anstieg der Membranpermeabilität zuerst für Natrium und dann für Kalium. Das Ruhepotenzial liegt bei –60 mV. Lokalanästhetika verschieben das Ruhepotenzial so weit, dass die Potenzialänderung durch einen Reiz keine Auswirkung mehr hat und der Reiz damit nicht weitergeleitet wird.

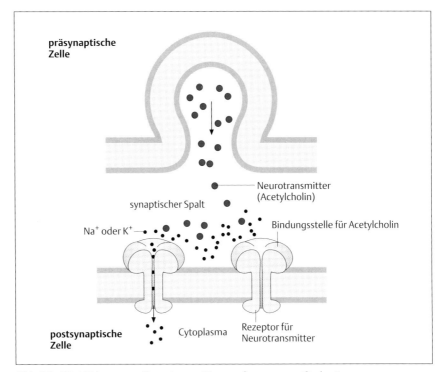

Abb. 31: Die Wirkung von Neurotransmittern auf nervenspezifische Enzyme.

Acetylcholin ist der Überträgerstoff in Nervenzellen, der die Natriumkanäle in der postsynaptischen Zelle öffnet (siehe Abb. 31). Es kommt zu einem Einstrom von Natrium in das Zellinnere, was zur Depolarisation führt. Das Acetylcholin wird dabei in Acetyl (als Acetyl-CoA) und Cholin gespalten und zur präsynaptischen Zelle zurückgeführt, wo es durch einen Reiz wieder resynthetisiert werden kann. Anschließend erfolgt der Ausstrom einer äquivalenten Kaliummenge.

Der Nobelpreis für Medizin 2000 wurde an 3 Forscher vergeben, die die Signalübertragung im Gehirn untersucht haben. Paul Greengard fand heraus über welchen Mechanismus *Dopamin* im Gehirn wirkt.

Dopamin ist für die Steuerung von Muskeln verantwortlich und ein Mangel führt zur Parkinson-Krankheit, wenn die Zellen im Mittelhirn nicht mehr genügend Dopamin produzieren. Dopamin dockt wie Acetylcholin auch an der Zelloberfläche an. Über Umwege aktiviert es Schlüsselproteine im Zellinneren, wodurch sich die Durchlässigkeit der Ionenkanäle ändert.

Gap junctions sind direkte Zell-Zell-Kanäle, die den direkten Fluss von Ionen und kleinen Molekülen zwischen kommunizierenden Zellen ermöglichen. Die Zellen einiger erregbarer Gewebe, z.B. des Herzmuskels, sind über den raschen Strom von Ionen durch diese Kanäle miteinander gekoppelt, was eine schnelle und synchrone Antwort auf Reize gewährleistet. Ein einmal gebildeter Zell-Zell-Kanal kann sekunden- bis minutenlang geöffnet bleiben.

▶ Pumpen

Systeme zum aktiven Transport, also Pumpen, unterscheiden sich grundlegend von den Kanälen. Sie erzeugen Ionengradienten an Zellmembranen und reichern Brennstoffmoleküle an. Sie unterliegen zyklischen Konformationsänderungen und indem sie sich umstülpen, schleusen sie die Ionen auf die andere Membranseite und wieder zurück.

Beispiele Die *Natrium-Kalium-Pumpe*: Das Natrium muss nach einem Nervenimpuls zur Wiederherstellung des Ausgangszustandes wieder herausgepumpt werden und Kalium hinein. (→Niedrige intrazelluläre Na^+-Konzentration und hohe K^+-Konzentration der meisten Zellen). Das geschieht durch aktiven Transport.

ATP (siehe S. 95) liefert die Energie für den aktiven Transport von Na^+ und K^+ durch die Pumpe. Eine ruhende Zelle verbraucht je nach Zelltyp für den aktiven Na-Transport zwischen 17 % (Muskel) und 52 % (Gehirn) der gesamten umgesetzten Energie.

Die Pumpe ist das Enzym Na/K-ATPase. Es ist in nahezu allen untersuchten Zellen gefunden worden. Es handelt sich um ein tetrameres Protein, das aus je zwei α- und β-Einheiten besteht. Die Phosphatase hydrolisiert ATP nur wenn neben dem, von den ATPasen immer benötigten Mg^{2+} auch Na^+ und K^+ vorhanden sind und der Transport durch die Pumpe stattfindet.

$$ATP + H_2O \rightarrow ADP + P + H^+ \quad \text{nur mit } Mg^{2+}, Na^+ \text{ und } K^+$$

Die Natrium-Kalium-Pumpe hydrolysiert ein ATP um drei Na^+-Ionen hinaus- und zwei K^+-Ionen hineinzupumpen. Wenn Na^+ an die zytosolische Seite der Pumpe gebunden wird, phosphoryliert ATP einen Aspartatrest. Die Phosphorylierung stülpt die Bindungsstelle um und entlässt Na^+ auf der extrazellulären Seite. Die sich anschließende Bindung von K^+ induziert die Hydrolyse der angekoppelten

Phosphatgruppe und bewirkt damit die Rückkehr der Bindungsstelle in die ursprüngliche Position und die Freisetzung von K^+ in die Zelle.

So entsteht ein elektrisches Potenzial, die „natriummotorische Kraft".

Bedeutung

▶ In der aktivierten Muskelzelle wird durch den elektrischen Reiz einer nervösen Erregung Ca^{2+} aus einem zytoplasmatischen Speicher freigesetzt. Dieses muss im Anschluss wieder durch eine ATPase in Anwesenheit von Mg^{2+} zurückgepumpt werden. Für die **Muskelzellen** sind also Calcium- und Magnesiumsalze wichtig. Für die Reizweiterleitung, vor allem auch beim Herzen, sind es vor allem Kalium und Magnesium. Natriummangel gibt es bei der heutigen Ernährung fast nicht. Nur bei Schock oder Dehydratation ist der Ausgleich der Elektrolyte, auch des Natriums, erforderlich.

▶ Die natriummotorische Kraft dient auch anderen Transportprozessen als Antrieb wie z. B. dem **Glucosetransport**.
Im Darm wird Glucose nur gemeinsam mit Natrium-Ionen in die Zellen aufgenommen. Der Weitertransport der Glucose aus der Darmzelle erfolgt dann carriervermittelt, entlang des Konzentrationsgradienten, in das Blut. Im Muskel, Herz- und Fettgewebe erfolgt dies insulingesteuert, in der Leber, Gehirn und den Erythrozyten insulinunabhängig.

▶ Das Hormon **Aldosteron** wirkt der Na/K-Pumpe entgegen und führt zu
- erleichterter Natrium-Aufnahme in die Zelle
- Natrium-Rückresorption in den Nierentubuli
- Verstärkter K^+-Ausscheidung ($\rightarrow$ Herzrhythmusstörungen)

▶ Herzaktive Glykoside wie z. B. **Digitalis** aus dem roten Fingerhut, hemmen die Pumpe und die ATPase. Sie binden an eine externe Stelle und hemmen die Dephosphorylierung. Das führt sekundär zu einem Anstieg der intrazellulären Ca^{2+}-Konzentration, was die Kontraktionskraft des Herzens steigert.
Die Digitaliswirkung wird durch Calcium verstärkt und durch Kalium vermindert.

▶ Die Erythrozytenmembran, eines der am intensivsten untersuchten und am besten verstandenen Membransysteme, enthält zwei Transportproteine in hoher Konzentration. Ein Anionenkanal vermittelt den Austausch von Hydrogencarbonat- und Chloridionen. Das Transmembranprotein Glycophorin A trägt viele kovalent gebundene Zuckereinheiten und verleiht dem Erythrozyten damit eine negativ geladene Kohlenhydrathülle, die es ihnen ermöglicht zu zirkulieren, ohne an anderen Membranen, Zellen oder Gefäßwänden kleben zu bleiben.

Der Natrium-Kalium-Gradient
▶ reguliert das Zellvolumen über den osmotischen Druck
▶ reguliert die elektrische Erregbarkeit von Nerven und Muskeln
▶ betreibt den aktiven Transport von Zuckern und Aminosäuren

5   Stoffwechsel

Definition Stoffwechsel, *Metabolismus*, ist der Umbau der mit der Nahrung aufgenommenen Stoffe. Das ist zum einen der Nahrungsabbau für die Energiegewinnung, aber auch der Aufbau spezifischer Moleküle, die der Körper zum Wachstum benötigt.

Anabolismus:	→	Biosyntheseprozesse	→	griechisch: ana – auf
Katabolismus:	→	Abbauprozesse	→	kata – ab

Metaboliten sind Zwischenprodukte bei Stoffwechselreaktionen.

Herleitung Jeder biologische Organismus – und sei er noch so klein wie ein Bakterium – kann sich nur am Leben erhalten, wenn er Stoffe aufnimmt und verwertet. Der Mensch mit seinem hochentwickelten Stoffwechsel macht hierbei keine Ausnahme.

Zu den für den Menschen lebensnotwendigen Substanzen gehören das Wasser, darin gelöste Salze, ferner die Nährstoffe Fett, Eiweiß und Kohlenhydrate, aber auch andere Substanzen wie z. B. die Vitamine und Spurenelemente sind existenziell.

Stoffwechsel ist der Nahrungsabbau für die Energiegewinnung, aber auch der Aufbau spezifischer Moleküle und Verbindungen, die der Körper zum Wachstum benötigt. Die Umwandlung der chemischen Verbindungen geschieht durch Überträgermoleküle, sogenannte *Carrier*, die chemische Gruppen an einem Molekül abspalten und an ein anderes anbauen können, und so die benötigten Stoffe herstellen.

5.1   Carrier

Definition Stoffwechsel, die chemische Umwandlung in verschiedene Stoffe, findet durch Austauschreaktionen aktivierter chemischer Gruppen statt, die durch eine kleine Gruppe von Carriern durchgeführt werden. Diese Überträger sind in der Biochemie aller Organismen gleich.

Herleitung Bei Transferasereaktionen dienen meist gruppenübertragende Verbindungen als Coenzyme. Durch die Übertragung einer chemischen Gruppe von einem Coenzym auf ein Akzeptormolekül werden diese Verbindungen aktiviert, damit weitere Reaktionen und Umwandlungen möglich werden. So kann Glucose selbst nicht umgewandelt werden. Erst mit Hilfe einer Phosphatgruppe entsteht das aktive Glucose-6-Phosphat, das weiter reagieren kann. Man kann sich das wie die Erniedrigung der Aktivierungsenergie durch Katalysatoren vorstellen. Das ATP als Carrier überträgt die Phosphatgruppe auf die Glucose und aktiviert diese damit.

Einteilung Die wichtigsten Carrier werden hier vorgestellt, bevor sie in den einzelnen Stoffwechselvorgängen wieder erscheinen. Zunächst in der Übersicht:

Carrier	aktivierte/übertragene Gruppe
ATP	Phosphorylgruppe
NADH, NADPH	Elektronen
FADH$_2$	Elektronen für Ox./Reduktionsreaktionen
Coenzym A	Acyl-Rest
Biotin	Carboxylgruppe

ATP

Definition ATP ist eine Abkürzung für Adenosintriphospat = Adenin + Ribose + Triphoshat. Es ist der Prototyp einer energiereichen Verbindung, die Phosphatreste übertragen kann. Dabei entsteht dann Adenosindi- und Adenosinmonophosphat (siehe Abb. 32).

Bedeutung Chemotrope Organismen, wie der Mensch und die Tiere gewinnen Energie durch Oxidation von Nahrungsstoffen, wovon ein Großteil in ATP umgewandelt wird. Phototrope Organismen dagegen gewinnen Energie durch Einfangen von Lichtenergie.

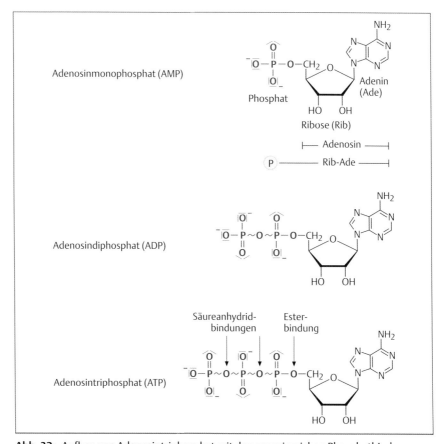

Abb. 32: Aufbau von Adenosintriphosphat mit den energiereichen Phosphatbindungen.

▶ Das ATP ist die universelle Währung der freien Energie in biologischen Systemen. Sie wird durch Oxidation von Brennstoffmolekülen (Glucose, Fettsäuren und Aminosäuren) erzeugt. 90 % des gesamten ATP entstehen beim Nahrungsabbau.

▶ ATP ist Überträger, nicht Speicher für Energie. Es wird innerhalb 1 Minute verbraucht. Ein ruhender Mensch hat 40 kg ATP-Umsatz in 24 Stunden, bei intensiver Arbeit sogar bis zu 0,5 kg pro Minute.

▶ ATP liefert freie Energie für:
→ die mechanische Arbeit bei der Muskelkontraktion
→ den aktiven Transport von Molekülen/Ionen
→ die Synthese von Makromolekülen aus Vorstufen

▶ Der ATP/ADP-Zyklus ist eine fortlaufende Umwandlung: Gibt ATP seine Energie ab, so entsteht ADP, das dann wieder in ATP umgewandelt wird, um Energie zu einem Verbraucher zu liefern.
Der ATP/ADP-Zyklus ist ein fundamentaler Mechanismus für den Energieaustausch und die Energiegewinnung.

Bewegung

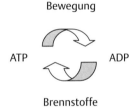

ATP   ADP

Brennstoffe

▶ Die P-O-P-Bindung im ATP ist sehr energiereich, diese Energie wird beim Abspalten der Phosphatgruppe frei. Der Phosphatrest wird oft einfach als P oder P_i abgekürzt:

$$ATP + H_2O \xrightarrow{-\Delta} ADP + P_i + H^+ \qquad P_i = Orthophosphat$$

$$ATP + H_2O \xrightarrow{-\Delta} AMP + PP_i + H^+ \qquad PP_i = Pyrophosphat \ oder \ Diphosphat$$

▶ Die oxidative Phosphorylierung (siehe Kap. 5.2.1.4) ist die wichtigste ATP-Quelle. Der Elektronenfluss über eine Elektronentransportkette und der Protonengradient bewirken, dass ADP phosphoryliert wird und gleichzeitig Sauerstoff zu Wasser reduziert wird.

▶ Es gibt auch andere Phosphate als Energiespeicher/-überträger:
● Guanosintriphosphat GTP
● Creatinphosphat ist ein Reservoir energiereicher Phosphatgruppen im Muskel:

$$Creatinphosphat + ADP + H^+ \xrightarrow{Muskelarbeit} ATP + Creatin$$

Nicotinamidnucleotide

Definition   Abgeleitet vom Nicotinamid sind dies Coenzyme der Oxidoreduktasen. Sie übertragen Elektronen bzw. Protonen.

Beispiele   **NAD⁺**, Nicotinamid-adenin-dinucleotid, (siehe Abb. 33) ist der wichtigste Elektronen-Akzeptor und damit ein Oxidationsmittel. Die reaktive Stelle ist der Stickstoff im Pyridin-Ring (s. Abb. 33).

NAD⁺ dient in vielen Reaktionen zur Oxidation von Alkoholen zu Ketonen:

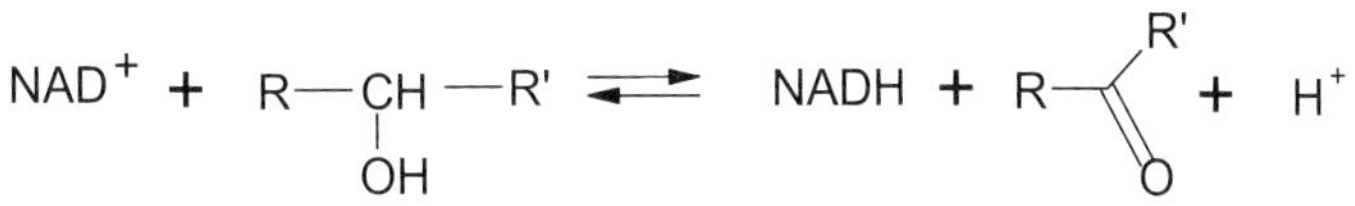

$$NAD^+ + R-\underset{OH}{CH}-R' \rightleftharpoons NADH + R-\underset{O}{\overset{R'}{C}} + H^+$$

Ein Beispiel ist die Dehydrierung von Ethanol mit Hilfe des Enzyms Alkoholdehydrogenase zu Acetaldehyd, wobei NAD⁺ zu NADH reduziert wird.

Bei den meisten Biosynthesen sind die Vorstufen höher oxidiert als die Produkte, das heißt man braucht zusätzlich noch Reduktionsäquivalente:

NADH dient in erster Linie zur Erzeugung von ATP

NADPH (= NAD-Phosphat) wird für reduktive Biosynthesen benötigt. Zum Beispiel in der Fettsäurebiosynthese, wo im Acetyl-CoA die Ketogruppe zu einer Methylengruppe reduziert wird. Die Methylengruppe führt dann zu einer Kettenverlängerung der Fettsäure.

Alle diese Reaktionen laufen nur mit Katalysatoren ab! Das heißt Enzyme kontrollieren den Fluss von freier Energie.

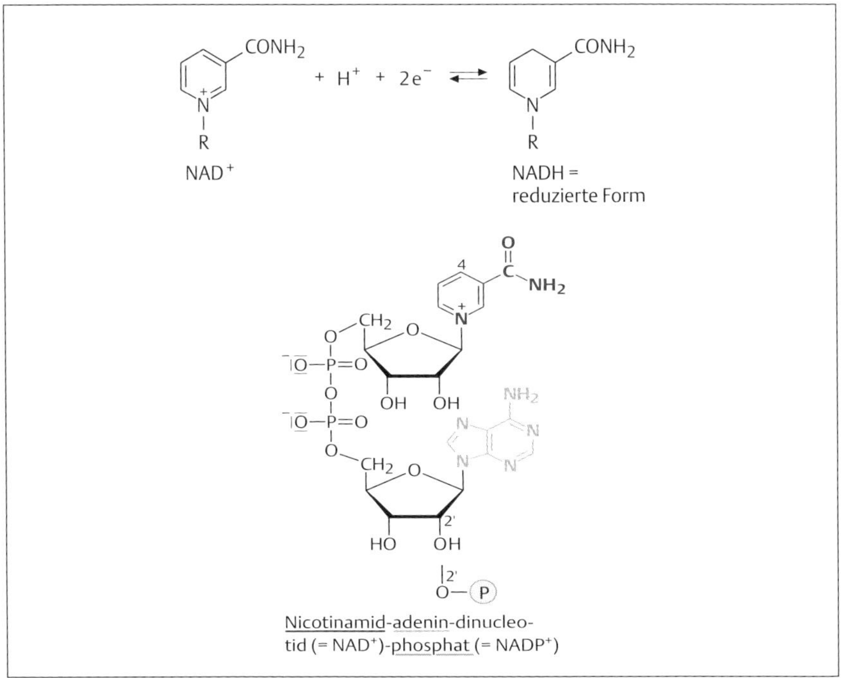

Abb. 33: Nicotinamid-adenin-dinucleotid und das Phosphat.

Flavinnucleotide

Definition Flavinnucleotide (siehe Abb. 34) sind als prosthetische Gruppe in Flavoproteinen enthalten.

Beispiel **FAD**, Flavinadenindinucleotid, ist ein anderer wichtiger Elektronen-Carrier und wirkt wie NADH als reversibles Redoxsystem.

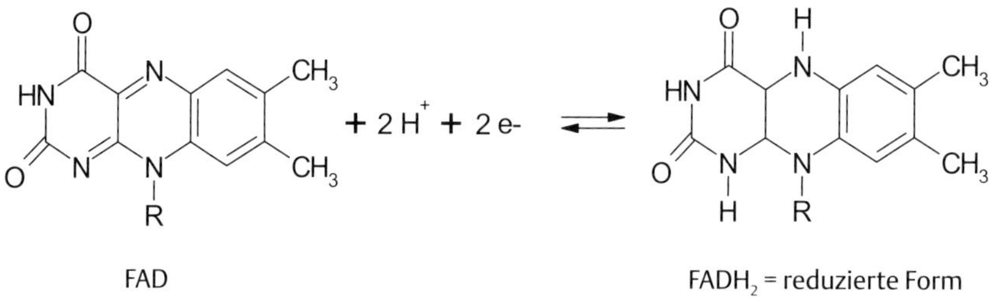

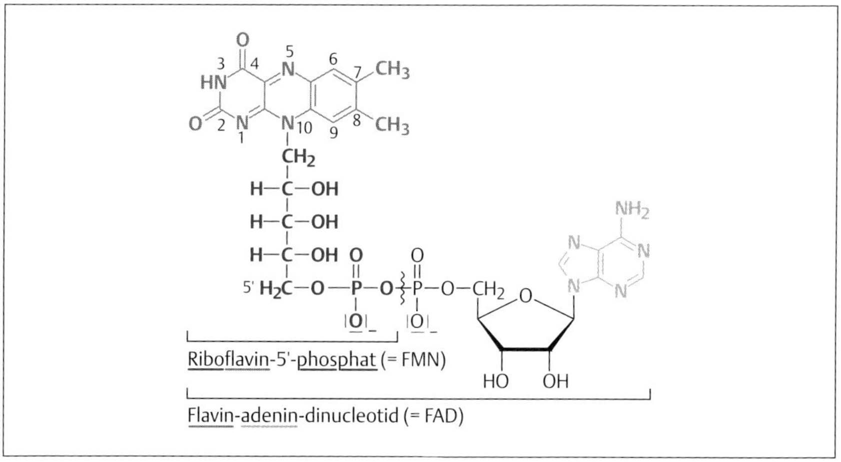

FAD $+ 2 H^+ + 2 e-$ FADH$_2$ = reduzierte Form

Abb. 34: Flavinadenin-dinucleotid.

Coenzym A – CoA

Definition Coenzym A ist ein universeller Carrier für Acylgruppen, das heißt es überträgt C_2-Fragmente, wie den Acetylrest der Essigsäure oder längere Carbonsäuren.

Bedeutung CoA wurde 1945 als zentrales Molekül im Stoffwechsel entdeckt und bedeutet **Co**-Faktor für **enzym**katalysierte **A**cetylierungen. Die endständige Sulfhydrylgruppe ist die reaktive Stelle (siehe Abb. 35).

CoA überträgt aktivierte Acylgruppen von C_2–C_{24}. Das wichtigste Acylderivat ist das Acetyl-CoA:

$$H_3C-\overset{\displaystyle O}{\underset{\displaystyle S-CoA}{C}}$$

Acetyl-CoA
= aktivierte Essigsäure

$$R-\overset{\displaystyle O}{\underset{\displaystyle S-CoA}{C}}$$

Acyl-CoA
= aktivierte Fettsäure

Fettsäuren müssen vor ihrem Abbau bzw. Umbau aktiviert werden, da sie chemisch relativ inert sind. Ihre Reaktionsfähigkeit wird durch Anlagerung an Coenzym A erhöht. Es entsteht ein energiereicher Thioester mit einem hohen Gruppenübertragungspotenzial:

R-COOH + ATP → R-CO-AMP + PP_i

R-CO-AMP + HS-CoA → AMP + R-CO-CoA = Acyl-CoA

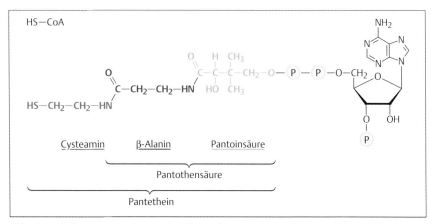

Abb. 35: Aufbau von Coenzym A mit der reaktiven HS-Gruppe.

5.2   Stoffwechselwege

Herleitung   Die Stoffwechselmöglichkeiten, die unser Körper für die Energiegewinnung hat, sind sehr vielfältig. Die Energie wird aus **Glucose**, die aus Sacchariden stammt, oder aus Fettsäuren, die aus den Fetten entstehen, gewonnen. Weniger wichtig für die Energiegewinnung ist der Eiweißstoffwechsel. Er spielt aber im Gesamtstoffwechsel eine große Rolle, da sehr viele Proteine aufgebaut und verbrauchte wieder abgebaut werden müssen.

Der Körper geht mit all diesen Rohstoffen sorgsam und effizient um. Das macht er mit Hilfe von verschiedenen Stoffwechselwegen, die sich auch wieder gegenseitig beeinflussen und kontrollieren.

Einteilung   Die verschiedenen **Stoffwechselvorgänge** können in einzelne **Schritte und Prozesse** aufgeteilt werden. Die wichtigsten, die wir dann auch genauer beleuchten, sind:

- Glykolyse
- Citratzyklus
- oxidative Phosphorylierung
- Pentosephosphatweg
- Fettsäuresynthese
- β-Oxidation von Fettsäuren
- Ketonkörperbildung
- Gluconeogenese
- Harnstoffsynthese

Bedeutung   Die Energiegewinnung bei höheren Organismen geschieht über mehrere Stufen, die hier zunächst im Überblick dargestellt werden (siehe auch Abb. 36):

1. Stufe: Die großen Moleküle werden zu kleineren Einheiten abgebaut. Hierbei entsteht keine verwertbare Energie.

2. Stufe: Die meisten Kohlenhydrate, Fettsäuren, Glycerin und einige Aminosäuren werden in Acetylgruppen des Acetyl-CoA umgewandelt. Hierbei entsteht eine geringe Menge Energie in Form von ATP. Die Kohlenhydrate beschreiten den Weg der Glykolyse und die Fettsäuren werden über die β-Oxidation aufgespalten.

3. Stufe: Dieser Schritt besteht aus Zitronensäurezyklus und oxidativer Phosphorylierung:

Acetyl-CoA liefert Acetylgruppen, die im **Citratzyklus** vollständig zu CO_2 oxidiert werden.

Für jede Acetylgruppe werden 4 Elektronenpaare auf die Carrier übertragen (3 auf NAD^+ 1 auf FAD). Diese reduzierten Carrier übertragen nun die Elektronen auf Sauerstoff, und durch die freiwerdende Energie entsteht ATP = **oxidative Phosphorylierung** (Atmungskette).

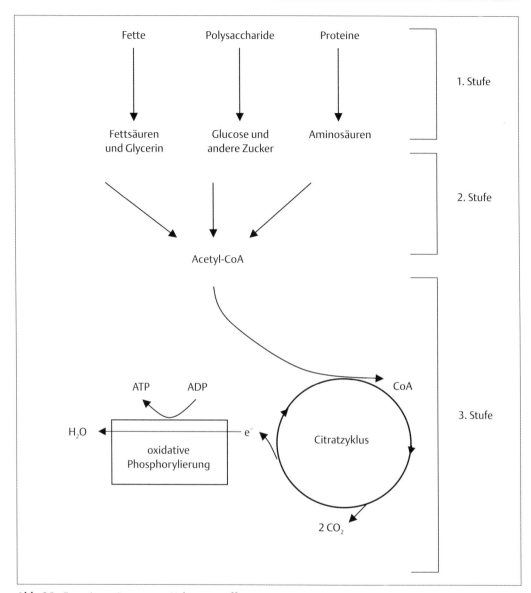

Abb. 36: Energiegewinnung aus Nahrungsstoffen.

5.2.1 Der Kohlenhydratstoffwechsel

Definition   Der Kohlenhydratstoffwechsel ist der Abbau der Nahrungs- und Reservekohlenhydrate zu Glucose und die weitere Aufspaltung für die Energiegewinnung.

Bedeutung   Die **Glucose** ist als Energielieferant für Erythrozyten und die Zellen des zentralen Nervensystems unbedingt erforderlich. Während der Verdauung werden die Stärke und das Glykogen als wichtigste Kohlenhydrate in der Nahrung von der α-

Amylase des Speichels und des Pankreas zunächst in höhermolekulare Polysaccharide, dann in Disaccharide und weiter in die Monosaccharide Glucose, Fructose und Galactose gespalten.

Nach der Aufnahme im Dünndarm gelangen sie direkt in die Leber, wo Fructose und Galactose ebenfalls in Glucose umgewandelt werden. Die Leber ist das einzige Organ, das die nötigen Enzyme besitzt, um diese Umwandlung durchzuführen. Der weitere Stoffwechselweg der Kohlenhydrate entspricht dann dem der Glucose.

Der Verbrennungsvorgang, auch **Zellatmung** genannt, erfolgt für die Glucose vereinfacht in vier Schritten:

❶ Glykolyse
❷ Umwandlung von Pyruvat in Acetyl-CoA
❸ Citratzyklus
❹ Atmungskette

5.2.1.1 Die Glykolyse

Definition

Die Glykolyse ist der Glucoseabbau über Fructose-bisphosphat und 3-Phosphoglycerat bis zum Pyruvat.

Herleitung

Die einzelnen Schritte, die in Abb. 37 mit den dazugehörigen Enzymen dargestellt sind, finden im Cytosol der Zellen statt:

❶ Glucose → Glucose-6-phosphat (Aldose)
   Das Glucose-6-Phosphat ist die stoffwechselaktive Form der Glucose und entsteht mit Hilfe von ATP, das heißt zunächst wird ATP verbraucht. Die Galaktose aus der Nahrung wird zu Glucose-6-P isomerisiert und erfährt hier ihre weitere Aufspaltung.
❷ Isomerisierung zu Fructose-6-phosphat (Ketose). Hier kann die Fructose aus der Nahrung in die Reaktionsfolge eintreten.
❸ Mit einem weiteren ATP entsteht Fructose-1,6-bisphosphat. Die Phosphatübertragung ist praktisch irreversibel und wird dadurch zur Schrittmacher-Reaktion. An der Phosphofructokinase greifen wichtige Regulationsmechanismen an: ADP und AMP wirken als Aktivatoren bei Energiebedarf. ATP und Citrat hemmen das Enzym.
❹ Das entstandene Fructose-1,6-bisphosphat wird von der Aldolase in zwei Triosen gespalten: Dihydroxyacetonphosphat und Glycerinaldehyd-3-phosphat.
❺ Die Isomerisierung der Ketose Dihydroxyacetonphosphat zur Aldose Glycerinaldehyd-3-Phosphat findet durch Gleichgewichtsverschiebung wegen Abzug des Glycerin-3-phosphat statt, das weiterreagiert.
❻ Die Dehydrierung des Glycerinaldehydphosphats mit NAD^+ ist mit der Aufnahme von anorganischem Phosphat gekoppelt. Die Dehydrogenase wird durch NAD^+ aktiviert. Das entstandene NADH gibt sein Elektron dann in der Atmungskette (siehe dort) weiter und es entsteht wieder NAD^+.
❼ Ein Phosphatrest wird an ADP abgegeben
   → 3-Phosphoglycerat + ATP
❽ und ❾ sind Isomerisierungen. Unter Wasserabspaltung entsteht Phosphoenolpyruvat.

⑩ Die energiereiche Phosphatgruppe des Phosphoenolpyruvat wird auf ADP übertragen und es entsteht als wichtigster Metabolit im aeroben wie anaeroben Kohlenhydratstoffwechsel das *Pyruvat*, das Salz der Brenztraubensäure.

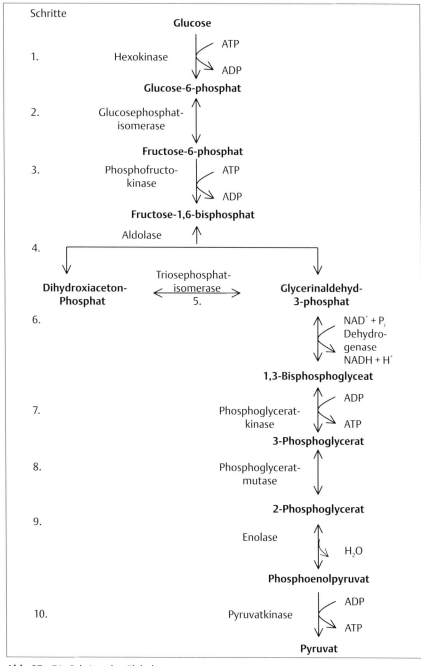

Abb. 37: Die Schritte der Glykolyse.

ATP hemmt die Pyruvatkinase, das heißt, wenn genügend Energie in Form von ATP vorhanden ist, wird die Glykolyse verlangsamt. Auch Alanin (entsteht aus Pyruvat) hemmt die Pyruvatkinase allosterisch, wenn genügend Bausteine für Biosynthesen vorhanden sind.

Bei der Glykolyse entstehen in der Summe zwei ATP (siehe Tab. 12, S. 111).

Bedeutung

▸ Die **Glykolyse** ist eine Folge von Reaktionen in denen Glucose zu Pyruvat umgewandelt wird (siehe Abb. 37). Sie geht dem Citratzyklus und der Atmungskette (= oxidative Phosphorylierung) voraus.

▸ Dabei entsteht eine geringe Menge ATP. Sie ist eine Vorstufe der eigentlichen ATP-Erzeugung und dient der Bereitstellung von Kohlenstoffgerüsten für Biosynthesen.

▸ Sie findet im Cytosol von fast jeder Zelle statt.

▸ Der Abbau der Glucose verläuft im Gegensatz zu früheren Annahmen unter aeroben und anaeroben Bedingungen völlig gleichartig zum Pyruvat.

▸ Alle Intermediärprodukte (Zwischenprodukte) zwischen Glucose und Pyruvat liegen phosphoryliert vor, also aktiviert. Dadurch wird eine leichte Spaltung in kleinere Einheiten ermöglicht.

▸ Die Glykolyse wird durch Botenstoffe beeinflusst:
Zum Beispiel hemmt Adrenalin die Glykolyse in der Leber, stimuliert sie aber im Muskel. Es fördert den Glykogenabbau in der Leber zur Glucoseversorgung des Muskels, wo dann ATP für die Kontraktionsarbeit gebildet wird.

▸ Die **Galaktosämie** ist eine autosomal, rezessiv vererbte Krankheit bei Säuglingen. Bei dieser Erkrankung fehlt die Transferase für die Umwandlung von Galaktose in Glucose. Durch Hydrolyse der Lactose fällt Galaktose an, die sich im Gewebe und im Blut anhäuft. Die Aufnahme von Milch führt deshalb zu Erbrechen, Durchfall, Lebervergrößerung und Gelbsucht. Die Störung wird schon im Säuglingsalter manifest und ist **lebensbedrohend**. Wenn Galaktose und Lactose in der Ernährung vermieden werden ist die Prognose gut.

▸ Das Fehlen oder der Mangel an Glucose-6P-Dehydrogenase ist bei 11 % der Afrikaner ein vererbter Enzymdefekt. Für die Erythrozyten ist die anerobe Glykolyse der einzige ATP-liefernde Stoffwechselweg. Der genetische Ausfall führt zu einer verkürzten Lebenszeit der Erythrozyten und es kommt zu Hämolyse-Symptomen. Es kann auch eine arzneimittelinduzierte Hämolyse ausgelöst werden. Wie die Sichelzellanämie ist dies ein Schutzmechanismus gegen Malaria.

Verwertung der Pyruvats

Bedeutung

Für die Verwertung des Pyruvats zur Energiegewinnung gibt es drei mögliche Reaktionen:

❶ Bei der alkoholischen Gärung in der Hefe und bei Mikroorganismen wird es in Ethanol umgewandelt:

$$\text{Pyruvat} \xrightarrow[\substack{-CO_2 \\ \text{Decarbox.}}]{H^+} \text{Aacetaldehyd} \xrightarrow[\substack{-NAD^+ \\ \text{Alkoholdehydrogenase}}]{NADH + H^+} \text{Ethanol}$$

❷ Unter Sauerstoffausschluss wird es durch die Lactatdehydrogenase in Milchsäure umgewandelt, wie wir beim Corizyklus noch sehen werden:

$$\text{Pyruvat} + \text{NADH} + \text{H}^+ \rightarrow \text{L-Lactat} + \text{NAD}^+$$

❸ Unter aeroben Bedingungen tritt das Pyruvat in die Mitochondrien über und
nach der oxidativen Decarboxylierung als Acetyl-CoA in den Citratzyklus ein.

5.2.1.2 Oxidative Decarboxylierung

Definition

Bei der oxidativen Decarboxylierung wird aus Pyruvat durch CO_2-Abspaltung
Acetaldehyd gebildet, das mit CoA zu Acetyl-CoA reagiert (siehe Abb. 38).

Herleitung

Pyruvat und andere 2-Oxosäuren, die in der mitochondrialen Matrix durch Transaminierung auch aus Aminosäuren entstehen können, werden unter CO_2-Abspal-
tung in die nächst niedere Carbonsäure umgewandelt. Dabei entsteht zunächst
der Aldehyd, der an das Enzym gebunden bleibt. Im Falle von Pyruvat, das außer
bei der Glykolyse auch als Transaminierungsprodukt von Alanin entsteht, ist das
Acetaldehyd.

Bei der Oxidation des Aldehyds zum CoA-Derivat dient NAD^+ als Wasserstoffak-
zeptor. Die Reaktion ist somit eigentlich eine Dehydrierung, die an dem Enzym
Pyruvat-Dehydrogenase stattfindet:

$$\text{Pyruvat} + \text{CoA} + \text{NAD}^+ \rightarrow \text{Acetyl-CoA} + CO_2 + \text{NADH}$$

Bedeutung

Aus fast allen Kohlenhydraten, Aminosäuren und Fettsäuren entsteht Acetyl-CoA.
Acetyl-CoA liefert die Acetylgruppen, die im Citratzyklus vollständig zu CO_2 oxidiert werden. Zunächst findet die Decarboxylierung von Pyruvat zu Acetyl-CoA
statt. Dies ist eine irreversible Reaktion und ein wichtiger Kontrollschritt im Koh-
lenhydrat- und Alaninstoffwechsel.

▶ *Beriberi* ist eine Thiaminmangelkrankheit. Thiamin (Vitamin B_1) ist an der
  Übertragung der Aldehydgruppen beteiligt. Es ist das Coenzym der oxidativen
  Decarboxylierung. Bei Beriberi findet sich ein erhöhter Pyruvatspiegel und
  Ketoglutaratspiegel im Blut. Die Folge ist eine Schädigung des peripheren Ner-
  vensystems mit Sensibilitätsstörungen und eine Herzmuskelschwäche.

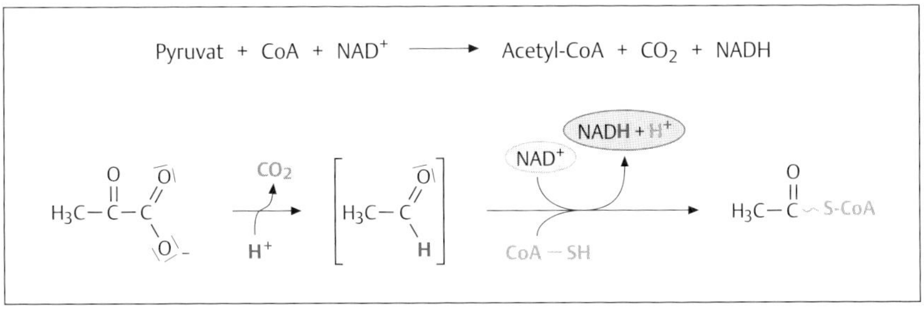

Abb. 38: Die oxidative Decarboxylierung von Pyruvat zu Acetyl-CoA.

5.2.1.3 Der Citratzyklus

Definition

Im Citratzyklus wird aktivierte Essigsäure, = Acetyl-CoA, vollständig in CO_2 und an Coenzyme gebundenen Wasserstoff zerlegt.

Herleitung

Der Citratzyklus, der nach dem Entdecker auch Krebs-Zyklus heißt und in den Mitochondrien abläuft, dient dem Endabbau aller Metaboliten und zusammen mit der Atmungskette der Energiegewinnung. Er findet nur unter aeroben Bedingungen statt.

▶ Die Schritte im Citratzyklus (siehe Abb. 39) sind:

❶ Oxalacetat (ein C_4-Gerüst) kondensiert mit der Acetyleinheit des Acetyl-CoA zum Citrat (C_6-Einheit). Oxalacetat kann entweder aus dem Aminosäurestoffwechsel stammen oder aus Pyruvat bei der Pyruvat-Carboxylase-Reaktion (s.u.).

❷ und ❸ sind Isomerisierungen.

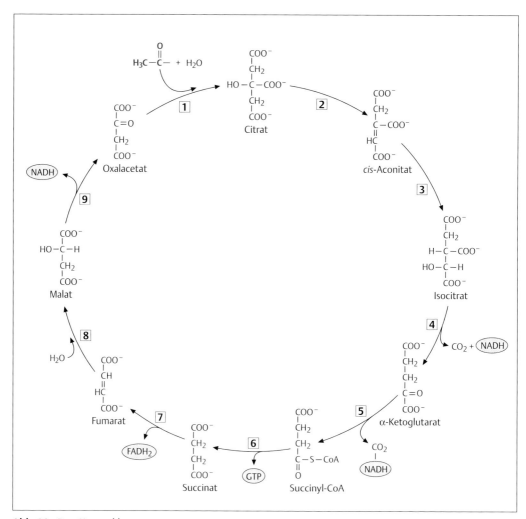

Abb. 39: Der Citratzyklus.

❹ Dies ist die oxidative Decarboxylierung zur C_5-Einheit. Das entstandene Ketoglutarat bildet einen wichtigen Verzweigungspunkt im Stoffwechsel. Aus ihm kann durch Transaminierung Glutamat gebildet werden und umgekehrt kann vom Glutamat aus der Citratzyklus wieder aufgefüllt werden.

❺ Oxidative Decarboxylierung zu Succinyl-CoA: Die Reaktion entspricht der oxidativen Decarboxylierung des Pyruvats, wird auch von einem Enzymkomplex katalysiert und ist ebenfalls irreversibel. Von Succinyl-CoA kann ein Teil für anabole Reaktionen abgezweigt werden, der Rest reagiert im Citratzyklus weiter.

❻ Die energiereiche Succinyl-CoA-Verbindung ermöglicht die Phosphorylierung eines GDP zu GTP Guanosin-triphosphat, wobei Succinat, das Salz der Bernsteinsäure, eine C_4-Einheit, entsteht.

❼ Der nächste Schritt ist die Oxidation bzw. Dehydrierung von Bernsteinsäure zu Fumarsäure. Die Succinat-Dehydrogenase enthält als prosthetische Gruppe ein FAD. Sie ist an der inneren Mitochondrienmembran lokalisiert und gibt den Wasserstoff von $FADH_2$ über ein Elektronentransfer-Flavoprotein an die Atmungskette weiter.

❽ Die Addition von Wasser an das Fumarat ergibt Malat, das Salz der Äpfelsäure.

❾ Die Oxidation des Malats zu Oxalacetat, durch Übertragung des Wasserstoff der Alkoholgruppe auf NAD^+, schließt den Kreis.

▶ In der Summe tritt eine Acetylgruppe ein und 2 CO_2 verlassen den Zyklus. Das sind jeweils zwei C-Atome, sodass die Bilanz ausgeglichen ist. (siehe Abb. 40)

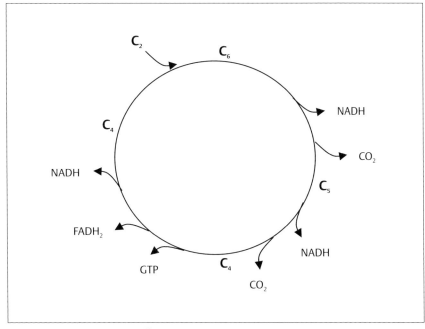

Abb. 40: Der Citratzyklus im Überblick.

▶ Die Acetylgruppe ist stärker reduziert als CO_2, d.h. es finden Redoxreaktionen statt mit NAD^+ und FAD als Elektronen-Carrier:
Für jede Acetylgruppe werden 4e⁻-Paare (8e⁻) übertragen
3 auf NAD^+
1 auf FAD
▶ Alle Reaktionen laufen durch Katalyse von Enzymen ab.

Bedeutung   Der Citratzyklus erfüllt wichtige Aufgaben im Stoffwechsel:
▶ Er dient der Bereitstellung von NADH für die **Energiegewinnung in der Atmungskette,**
▶ außerdem liefert er die Reduktionsäquivalente NADPH.
▶ Der Citratzyklus dient als Metabolitpool und liefert Ausgangsstoffe für Biosynthesen. So werden zum Beispiel aus Succinyl-CoA und Glycin die Porphyrine aufgebaut. Die Biosynthese der Fettsäuren aus Acetyl-CoA verläuft über Citrat als Transportmetaboliten. Von Oxalacetat und Ketoglutarat leiten sich Aminosäuren ab (siehe Abb. 41).
Bei der Umwandlung von Oxalacetat muss dieses wieder aufgefüllt werden, da sonst kein Zyklus mehr möglich ist. Das geschieht z.B. durch Carboxylierung von Pyruvat mit Hilfe des Enzyms Carboxylase:

$$\text{Pyruvat} + CO_2 + \text{ATP} + H_2O \rightarrow \text{Oxalacetat} + \text{ADP} + HPO_4^{2-} + 2\,H^+$$

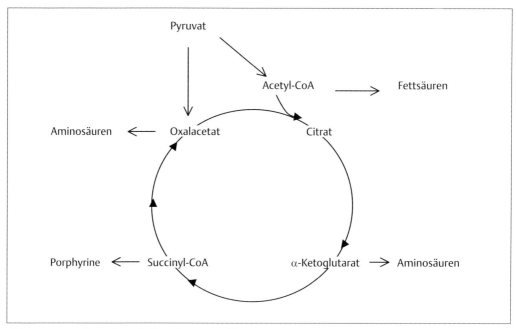

Abb. 41: Biosynthetische Aufgaben des Citratzyklus.

5.2.1.4 Die Atmungskette

Definition Bei der Zellatmung wird Substrat-Wasserstoff mit Sauerstoff zu Wasser oxidiert. Hierbei sind NADH, das die Elektronen liefert, und die membrangebundenen Enzyme der Atmungskette zwischengeschaltet. Durch die freiwerdende Energie kann dann ADP zu ATP phosphoryliert werden. Deshalb wird dieser letzte Schritt zur Energiegewinnung auch *oxidative Phosphorylierung* genannt. Die zentrale Rolle des ATP für den Energiehaushalt wurde in Kapitel 5.1 besprochen.

Herleitung Bei der Glykolyse, der Fettsäureoxidation und dem Citratzyklus entstehen NADH und FADH$_2$. Das sind energiereiche Moleküle mit Elektronenpaaren, die leicht übertragen werden können.

▶ An der inneren Mitochondrienmembran befinden sich Moleküle, die eine noch größere Elektronenaffinität (Elektronenanziehung) besitzen als das NADH. An eines gibt NADH das Elektron und den Wasserstoff ab.

▶ Die Elektronen werden über eine Reihe von vier Carriern, die sich in der inneren Mitochondrienmembran befinden, übertragen (siehe Abb. 42).
Diese sogenannten *Redoxenzyme* sind in der Membran nach steigender Elektronenaffinität (Redoxpotenzial) angeordnet, sodass die Elektronen von einem zum anderen nach innen wandern.
Diese Redoxenzyme sind Flavone, Fe-S-Komplexe, Cu-Ionen, Komplexe mit Chinonen und Hämgruppen, unter anderem dem Ubichinon = Coenzym Q, das oral zugeführt werden kann.

▶ Das letzte Redoxenzym überträgt Wasserstoff und Elektronen auf den Atmungssauerstoff wobei H$_2$O entsteht:

$$NADH + H^+ + \tfrac{1}{2}\,O_2 \rightarrow NAD^+ + H_2O$$

Während die Elektronen über diese sogenannte *Elektronen-Transportkette* wandern, wird Energie frei; diese Energie wird zur ATP-Bildung genutzt.

Bedeutung ▶ Die Redoxsysteme der Atmungskette selbst und das damit gekoppelte Phosphorylierungssystem sind Strukturbestandteile der inneren Mitochondrienmembran (siehe Abb. 28), die den Matrixraum vom Zwischenmembranraum trennt. Über diese Membran wird der elektrochemische Gradient aufgebaut, der die ATP-Synthese antreibt.

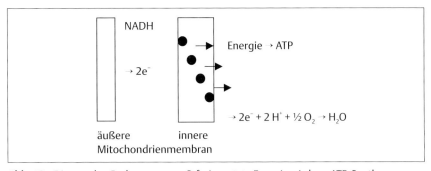

Abb. 42: Die von den Redoxenzymen ● freigesetzte Energie wird zur ATP-Synthese genutzt. Die frei werdenden Elektronen reduzieren Sauerstoff zu Wasser.

▶ Die sogenannte **Atmungskontrolle** ist die Anpassung der Geschwindigkeit des Citratzyklus an den ATP-Bedarf! $FADH_2$ und NADH werden nur oxidiert, wenn gleichzeitig ADP in ATP umgewandelt wird.

▶ Die Oxidation und die Phosphorylierung von ADP zu ATP sind durch einen Protonengradienten an der inneren Mitochondrienmembran gekoppelt. Das entstehende NAD^+ wird in der Glykolyse und der β-Oxidation benötigt.
Die vollständige Oxidation der Glucose zu CO_2 ergibt etwa 30 ATP (siehe Tab. 13), davon liefert die oxidative Phosphorylierung 26 ATP. Der derzeitige Wert von 30 ATP ersetzt den früheren von 36 ATP. Die Zahl der entstehenden ATP's in der Atmungskette sind jedoch als Abschätzungen anzusehen.

5.2.1.5 Der Pentosephosphatweg

Definition

Der Pentosephosphatzyklus im Kohlenhydratstoffwechsel geht vom Glucose-6-phosphat aus. Er liefert Pentosen für den Nucleinsäureaufbau und NADPH für die Synthese von Fettsäuren (siehe Kapitel 5.2.2).

$$\text{Glucose-6-P} \xrightarrow[\text{Glucose-6-P-Dehydrogenase}]{\text{NADP}^+,\ H_2O} \text{Glukonat-6-P} + \text{NADPH} \xrightarrow[-CO_2,\ -2H^+]{\text{NADP}^+} \text{Ribose-5-P} + 2\ \text{NADPH}$$

Bedeutung

Der Pentosephosphatweg, der im Cytosol der Zelle stattfindet, hat 3 Aufgaben:

▶ Er katalysiert die gegenseitige **Umwandlung von Zuckern**. Dabei werden fast immer phosphorylierte Zucker umgesetzt. Hexosephosphat kann vollständig in Pentosephosphat umgewandelt werden und umgekehrt.

▶ Er dient zur Erzeugung von **Stoffwechselenergie** in Form des Reduktionsäquivalents NADPH.

▶ Das auf diesem Weg entstehende Ribose-5-phosphat ist Bestandteil von Nucleotiden, Nucleinsäuren, ATP, CoA, NAD^+, FAD, DNA, RNA und wird für deren Biosynthesen benötigt.

Experimente mit radioaktiver Markierung von C-Atomen, haben gezeigt, dass die Aktivität des Pentosephosphatwegs in der Skelettmuskulatur sehr niedrig, im Fettgewebe dagegen sehr hoch ist. Fettgewebe verbraucht NADPH für die reduktive Synthese von Fettsäuren aus Acetyl-CoA z.B. bei der Bildung von Milch in den Brustdrüsen.

Reaktionsfolge	ATP-Ausbeute pro Glucose
Glykolyse: von der Glucose zum Pyruvat (im Cytosol)	
Phosphorylierung der Glucose	– 1
Phosphorylierung von Fructose-6-phosphat	– 1
Dephosphorylierung von 2 Molekülen 1,3-BPG	+ 2
Dephosphorylierung von 2 Molekülen Phosphoenolpyruvat	+ 2
Bildung von 2 NADH bei der Oxidation von 2 Molekülen Glycerinaldehyd-3-Phopsphat	
Umwandlung von Pyruvat in Acetyl-CoA (in den Mitochondrien)	
Bildung von 2 NADH	
Citratzyklus (in den Mitochondrien)	
Bildung von 2 Molekülen Guanosintriphosphat aus 2 Molekülen Succinyl-CoA	+ 2
Bildung von 6 NADH bei der Oxidation von jeweils 2 Molekülen Isocitrat, Ketoglutarat und Malat	
Bildung von 2 $FADH_2$ bei der Oxidation von 2 Molekülen Succinat	
Oxidative Phosphorylierung (in den Mitochondrien)	
2 NADH aus der Glykolyse liefern jeweils 1,5 ATP	+ 3
2 NADH aus der oxidativen Decarboxylierung von Pyruvat liefern jeweils 2,5 ATP	+ 5
2 $FADH_2$ aus dem Citratzyklus liefern jeweils 1,5 ATP	+ 3
6 NADH aus dem Citratzyklus liefern jeweils 2,5 ATP	+ 15
Nettoausbeute pro Glucose	**+ 30**

Tab. 13: ATP-Ausbeute bei vollständiger Oxidation eines Glucose-Moleküls.

Stoffwechselwege des Glucose-6-phosphats

Bedeutung
Die Kohlenstoffgerüste von Zuckern können je nach Anforderungen des Stoffwechsels vielfältig umarrangiert werden. Sowohl das Glucose-6-P als auch die Zwischenstufen der Glykolyse können bei einem Überschuss in Verbindungen wie Pentosephosphat, Fructose-6-P und Glycerinaldehyd-3-P (durch Transaldolase und Transketolase-Reaktionen) umgewandelt werden.
Die Verwertung des Glucose-6-P hängt vom Bedarf an NADPH, Ribose-5-phosphat, und ATP ab (siehe Abb. 43).

5.2.1.6 Die Gluconeogenese

Definition
Herleitung

Die Gluconeogenese ist die Glucosesynthese aus Nicht-Kohlenhydrat-Vorstufen. Der Körper beginnt bei Glucosemangel vermehrt Fette und Proteine abzubauen um daraus in verschiedenen Umbauschritten Glucose für die **Energieversorgung** vor allem **des Gehirns** zu gewinnen.

Der **Tagesbedarf** eines Erwachsenen an Glucose beträgt circa:

Glucosebedarf des Körpers insgesamt:	*160 g/d*
→ davon benötigt das Gehirn	120 g/d
→ in Körperflüssigkeiten sind enthalten	ca. 20 g
→ aus Glykogen rasch verfügbar sind	190 g

Die Gluconeogenese ist keine Umkehr der Glykolyse, was beim Vergleich der Abbildungen 37 und 44 deutlich wird!

Wichtige Schleusen und **Kontrollstellen**, an denen die Aktivitäten der einzelnen Stoffwechselwege bestimmt werden, sind *Pyruvat, Oxalacetat, Dihydroxiaceton-phosphat.*

Wichtige Vorstufen für die Gluconeogenese sind:

▶ **Lactat**, das im Skelettmuskel entsteht, wenn die Glykolyse die Kapazität des Citratzyklus und der Atmungskette übersteigt. Das sehen wir weiter unten als Cori-Zyklus.

▶ **Aminosäuren** aus dem Proteinabbau und vor allem Alanin aus dem Muskelstoffwechsel.

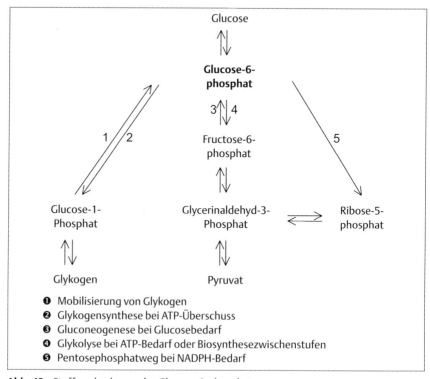

Abb. 43: Stoffwechselwege des Glucose-6-phosphats.

▶ **Glycerin**, das durch Hydrolyse von Fetten in den Fettzellen entsteht.

Die allosterische Aktivierung der Pyruvat-Carboxylase durch Acetyl-CoA ist ein wichtiger physiologischer Kontrollmechanismus, da Oxalacetat sowohl Zwischenprodukt der Gluconeogenese ist, als auch Zwischenprodukt im Citratzyklus. Ist also ein Überschuss an Acetyl-CoA vorhanden, entsteht vermehrt Oxalacetat.

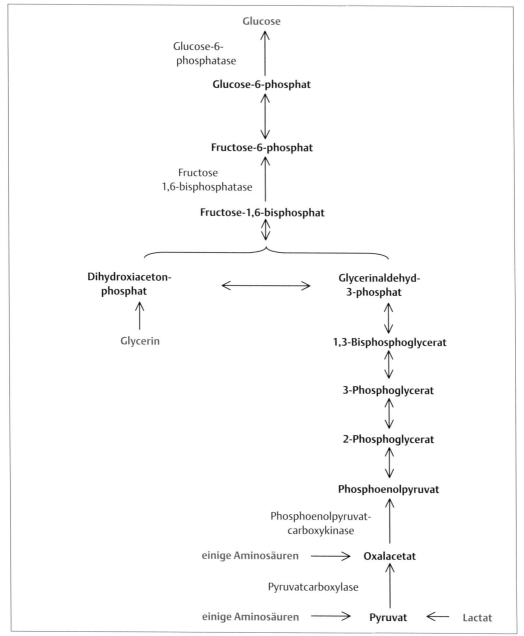

Abb. 44: Die Schritte der Gluconeogenese, ausgehend von Glycerin und Pyruvat, das aus Lactat und Aminosäuren entsteht.

Bei einem ATP-Überschuss wird das Oxalacetat für die Gluconeogenese verwendet und bei einem ATP-Mangel läuft der Citratzyklus ab.

Die Glykolyse (Glucose → Pyruvat) ist energetisch günstig, es entstehen 2 ATP. Für die Gluconeogenese (Pyruvat → Glucose) werden 6 ATP (genau: 4 ATP + 2 GTP) verbraucht, sie ist energetisch also ungünstig. In der Summe müssen für die Neogenese 4 ATP's aufgewendet werden.

Der eine Weg ist immer inaktiv, wenn der andere aktiv ist.

Bedeutung　Die Gluconeogenese findet zu **90 % in der Leber** und **zu 10 % in der Nierenrinde**, im **Cytosol der Zellen** statt. Sie ist wichtig, da das Gehirn stark glucoseabhängig ist. Aber auch die Erythrozyten beziehen ihre Energie ausschließlich aus der direkten Oxidation der Glucose, die *nicht* über die ATP-Bildung verläuft.

5.2.1.7 Der Cori-Zyklus

Definition　Der Cori-Zyklus ist ein Stoffwechselkreis, in welchem bei Muskelarbeit Glucose zu Milchsäure abgebaut wird, die dann in der Leber wieder zur Gluconeogenese verwendet wird.

Herleitung　Der Cori-Zyklus findet im aktiven Skelettmuskel statt, wenn die Glykolyse die Kapazität des Citratzyklus und der Atmungskette übersteigt. Die anaerobe Glykolyse (ohne Sauerstoff und ohne Atmungskette) ist dann eine wichtige ATP-Quelle. Das entstehende Pyruvat wird in Lactat umgewandelt und gelangt über das Blut zur Leber, wo es der Gluconeogenese dient. Über die Glucose wird dann wieder die Muskelzelle versorgt (siehe Abb. 45).

Bedeutung　Die Lactatbildung bringt einen Zeitgewinn und verlagert einen Teil der Stoffwechsellast von der Muskulatur auf die Leber:
- ▸ Im **Skelettmuskel** entsteht aus Glucose Lactat und zusätzliches ATP.
- ▸ Lactat und Alanin diffundieren ins **Blut**.

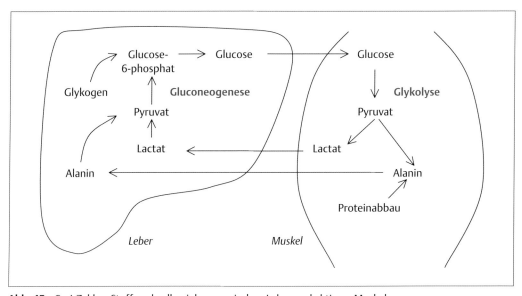

Abb. 45: Cori-Zyklus: Stoffwechselbeziehung zwischen Leber und aktivem Muskel.

▶ Lactat wird in der **Leber** durch die Lactatdehydrogenase und mit NAD$^+$ zu Pyruvat oxidiert.

▶ Im **Herzmuskel** wird Pyruvat über den Citratzyklus und die Atmungskette unter ATP-Gewinn oxidiert.

▶ In der **Leber** dient Pyruvat der Gluconeogenese.

▶ Die Glucose gelangt über das Blut zurück in den **Skelettmuskel** und dient dort der Energiegewinnung über die Glykolyse.

▶ Alanin entsteht aus der Transaminierung von Pyruvat und kann in der **Leber** wie Lactat in Glucose umgewandelt werden.

Im ruhenden Muskel dagegen sind Fettsäuren der Hauptbrennstoff.

5.2.1.8 Glykogensynthese und Glykogenabbau

Definition

Glykogen ist das intrazelluläre Reserve-Kohlenhydrat tierischer Zellen. Das Hormon Adrenalin mobilisiert sehr schnell Glucose aus dem Glykogenspeicher.

Herleitung

Ist schon genügend Glucose in den Zellen vorhanden bzw. der Energiebedarf gering, so kann die Glucose in der Leber sowie in den Zellen der Skelettmuskulatur in Form von Glykogen gespeichert werden. Glykogen ist chemisch nahe mit der pflanzlichen Speicherform der Glucose, der Stärke, verwandt, wie wir bei den Zuckern gesehen haben. Eine Speicherung der Glucose in Form von Glykogen ist jedoch nur in relativ geringem Umfang möglich. Werden trotzdem weiter Kohlenhydrate aufgenommen, so wird diese überschüssige Glucose in Fett umgewandelt und in Leber- und Fettgewebe gespeichert.

▶ Glykogensynthese:

Die Synthese geschieht ausgehend vom Glucose-1-phosphat unter Aktivierung mit Uridintriphosphat (UTP) über 4 Stoffwechselschritte und unter Einfluss des Enzyms Synthetase. Sie wird durch Insulin erhöht und durch Adrenalin gehemmt.

▶ Glykogenabbau:

Beim Abbau werden die 1–4-glykosidischen Bindungen durch die Phosphorylase gespalten, die 1–6-glykosidischen durch ein Debranchingenzym, die 1,6-Glucosidase. Der restliche Abbau verläuft konträr zum Aufbau. Er wird stimuliert durch Adrenalin und Glucagon.

Bedeutung

▶ Glykogen ist ein **Reservekohlenhydrat**, ein verzweigtes Polymer aus Glucoseeinheiten. Die große Oberfläche macht bei Bedarf einen raschen Abbau möglich.

▶ Es ist in Form von Körnchen ($\varnothing$ 10–40 nm) im Cytosol hauptsächlich der Leberzellen und der Skelettmuskulatur gespeichert.

▶ Der **Erwachsene** kann insgesamt **300–500 g Glykogen speichern.** Das entspricht etwa 1200–2000 kcal. der Energie, die aus dem Verzehr von etwa 2–3 Tafeln Schokolade erzielt werden kann. Im Vergleich zu den Fettspeichern ist dieser Vorrat sehr klein.

5.2.2　Der Fettstoffwechsel

Definition　Unter Fettstoffwechsel versteht man im Wesentlichen den Fettabbau zur Energiegewinnung. Der Fettabbau besteht aus zwei Schritten, zum einen die Spaltung der Fette in Fettsäure und Glycerin, die Lipolyse, und zum anderen der Abbau der langkettigen Fettsäuren in Acetyl- (C_2)-Einheiten, die β-Oxidation.

Bedeutung　Fette sind in erster Linie wichtige **Energieträger der Nahrung.** Ihr Energiegehalt ist mehr als doppelt so hoch wie der der Kohlenhydrate und Proteine, weil Fett im Gegensatz zu diesen nicht hydratisiert ist, vergleiche auch Tab. 14. Von 70 kg Körpergewicht sind ca. 11 kg Fette.

Fette:	400.000 kJ
Protein:	100.000 kJ
Glycogen:	2.500 kJ
Glucose:	160 kJ

Tab. 14: Fette sind Hauptreservestoffe. Angegeben ist die durchschnittliche Brennstoffreserve eines 70 kg schweren Mannes.

Essenziell sind die Fette aber nicht wegen ihrer Funktion als Energieträger, sondern wegen ihres Gehaltes an mehrfach ungesättigten Fettsäuren, die der Körper nicht synthetisieren kann, und als Träger für fettlösliche Vitamine (siehe auch 2.1.5.2).

In den Leberzellen läuft die β-Oxidation der Fettsäuren, die Synthese und der Abbau von Triglyceriden ab. In den Muskelzellen findet nur die β-Oxidation und in den Fettzellen die Synthese und der Abbau von Fetten statt.

Fettsäuren können vom Gehirn nicht verwertet werden, da sie im Plasma an Albumin gebunden sind und die Blut-Hirn-Schranke nicht passieren können. Auch in den Erythrozyten und in Nervenzellen findet keine β-Oxidation statt. Sie sind deshalb alle auf die Glucose als Energielieferant angewiesen.

Zur Erinnerung, wo Fettsäuren überall eine Rolle spielen. Sie sind:
● Komponenten von Phospho- und Glucolipiden
● lipophile Modifikationen von Proteinen
● energiereiche Brennstoffe (Speicherung als Triglyceride)
● Bestandteile von Hormonen und Botenstoffen

Fettsäuresynthese

Kohlenhydrate können in Fett umgewandelt werden, indem das bei der Glykolyse entstandene Pyruvat zu Acetyl-CoA decarboxyliert wird. Fettsäuren werden durch Addition dieser C_2-Einheiten an einem Acyl-Carrier-Protein in Form einer wachsenden Kette synthetisiert. Die Fettsäuresynthese findet im Cytosol der Leberzellen statt. Die aktivierte Essigsäure muss also aus den Mitochondrien ausgeschleust werden, was über das Citrat geschieht, das im ersten Schritt des Citratzyklus entsteht. Im Tausch gegen Malat wird es in das Cytosol befördert.

5.2.2.1 Die Lipolyse

Definition Lipolyse ist die Aufspaltung der Fette in Fettsäure und Glycerin.
Bedeutung Die Lipolyse geschieht im Dünndarm durch Lipasen, die vom Pankreas sezerniert werden (siehe Abb. 46):

$$\text{Triglyceride} \rightarrow \text{Fettsäure} + \text{Glycerin}$$

Lipasen befinden sich im Dünndarm zur Aufspaltung der Nahrungsfette und in den Leber- und Fettzellen zur Mobilisierung der Reserven.

An den Membranen des Fettgewebes und den Endothelzellen der Blutgefäße findet man extrazellulär eine Lipoprotein-Lipase, die für den Fettabbau in den Chylomikronen und den kleinen Lipoproteinen verantwortlich ist. Die von der Lipase freigesetzten Fettsäuren werden teils vom Fettgewebe aufgenommen, teils an Albumin gebunden und auf diese Weise zur Leber und zu anderen peripheren Organen abtransportiert.

Die Lipasen werden durch Adrenalin, Noradrenalin, Glucagon und ACTH stimuliert.

Das entstehende Glycerin wird phosphoryliert und zu Glycerinaldehyd-3-Phosphat isomerisiert, das in der Leber zu Pyruvat oder Glucose umgewandelt wird (siehe auch Kap. 5.2.1).

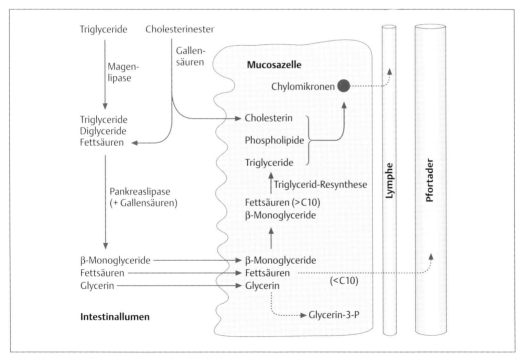

Abb. 46: Aufspaltung und Resorption der Fette im Dünndarm.

Bevor die Fettsäure weiter umgewandelt werden kann, muss sie aktiviert werden. Sie wird dazu unter Verbrauch von ATP an CoA gebunden (vergleiche auch Kap. 5.1):

$$R\text{-}COOH + CoA + ATP \rightarrow Acyl\text{-}CoA$$

Fettsäure   aktivierte Fettsäure

Sie kann jetzt in die Mitochondrien transportiert werden. Carnitin (γ-Amino-β-Hydroxibuttersäure) transportiert die aktivierten Fettsäuren in die mitochondriale Matrix, wo sie oxidiert werden.

5.2.2.2 Die β-Oxidation

Definition   Die β-Oxidation ist der Fettsäureabbau. Durch eine Folge von vier wiederkehrenden Reaktionsschritten wird die Kohlenstoffkette in C_2-Bruchstücke, die aktivierte Essigsäure, aufgespalten.

Herleitung   In Abb. 47 sind die einzelnen Schritte dargestellt:

❶ In der ersten Reaktion wird die an CoA gebundene Fettsäure durch eine Acyl-CoA-Dehydrogenase dehydriert und es entsteht eine ungesättigte Fettsäure (immer an CoA gebunden). Der Wasserstoff wird auf ein FAD übertragen:

$$Acyl\text{-}CoA \xrightarrow{\quad ox. \quad} ungesättigte\ Fettsäure$$

FAD

❷ Der zweite Schritt ist eine Wasseranlagerung, wobei eine β-Hydroxicarbonsäure entsteht.

❸ Durch eine Dehydrogenase wird die Hydroxylgruppe zur Ketogruppe oxidiert:

$$Hydroxicarbonsäure \xrightarrow{\quad ox. \quad} Ketocarbonsäure + NADH$$

NAD+

❹ Die vierte Reaktion wird von der β-Ketothiolase katalysiert: Durch CoA wird die Kette gespalten und es entsteht als C_2-Bruchstück Acetyl-CoA und eine um dieses Bruchstück verkürzte Fettsäure.

Bedeutung   Bei der β-Oxidation erhält man eine um 2-C-Atome verkürzte Fettsäurekette + $FADH_2$ + NADH + Acetyl-CoA.

Diese Reaktion wiederholt sich solange, bis die ganze Kette abgebaut ist. Das Endprodukt Acetyl-CoA fließt in den Citratzyklus ein. Die β-Oxidation muss also mit dem Endabbau der aktivierten Essigsäure im Citratzyklus und mit der Atmungskette gekoppelt werden um reibungslos abzulaufen und den Fettabbau zur Energiegewinnung zu nutzen. Es ist deshalb von Bedeutung, dass alle drei Vorgänge in den **Mitochondrien** ablaufen.

Aus jedem	NADH entstehen in der Atmungskette	2,5	ATP
	$FADH_2$	1,5	
	Acetyl-CoA im Citratzyklus	10	ATP

Beispiel   Bei der Oxidation von Palmityl-CoA entstehen insgesamt 108 ATP (80 aus Acetyl-CoA + C_{10}-Kette) abzüglich 2 ATP für die Aktivierung des Palmitats → 106 ATP

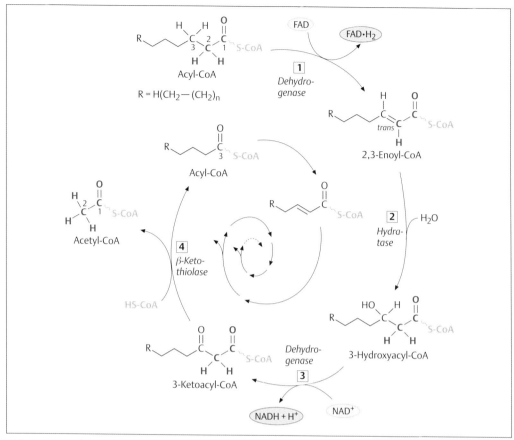

Abb. 47: β-Oxidation der Fettsäuren. Die Reaktionsfolge ist im Text oben anhand der Nummerierung erläutert.

Beim seltenen Abbau ungerader C-Ketten entsteht Propionyl-CoA, das in Succinyl-CoA umgewandelt wird und so in den Citratzyklus eintritt. Propionyl-CoA entsteht auch bei der Oxidation verschiedener Aminosäuren.

Acetyl-CoA tritt in den Citratzyklus ein, wenn genügend Oxalacetat verfügbar ist. Oxalacetat entsteht bei der Gluconeogenese aus Pyruvat und wird bei Glucosemangel weiter zu Glucose umgebaut und steht dann dem Citratzyklus nicht mehr zu Verfügung. Nur wenn Fett- und Kohlenhydratabbau in Gleichgewicht sind, das heißt wenn Kohlenhydrate verfügbar sind, ist genügend Oxalacetat für die Umsetzung des Acetyl-CoA im Citratzyklus vorhanden. Deshalb sagt man:

Fett verbrennt in der Flamme der Kohlenhydrate.

Unter Bedingungen erhöhter Lipolyse kommt es zur Überproduktion von Acetyl-CoA, worauf die Leber mit Ketonkörperbildung reagiert.

5.2.2.3 Bildung von Ketonkörpern

Definition

Die Bildung von Ketonkörpern erfolgt durch eine Reaktionsfolge, die auch als *Lynen-Zyklus* (siehe Abb. 48) bezeichnet wird, wenn zuviel Acetyl-CoA entsteht und die Kapazität des Citratzyklus erschöpft ist.

Herleitung

Acetoacetat, sein Reduktionsprodukt D-3-Hydroxibutyrat und das Decarboxylierungsprodukt Aceton werden zusammengefasst als *Ketonkörper* bezeichnet. Acetoacetat und Hydroxibutyrat sind normale Stoffwechselprodukte, die zum Beispiel beim Abbau von Leucin entstehen. Die Hauptmenge entstammt dem Fettsäureabbau in der Leber, bei einer gesteigerten Lipolyse, durch die β-Oxidation.

Bedeutung

Wenn der Fettabbau vorherrscht und das Acetyl-CoA nicht in den Citratzyklus eintreten kann, obwohl Energie benötigt wird, entstehen aus Acetyl-CoA Ketonkörper. Das geschieht im **Hungerzustand** oder bei **Diabetes**.
Oxalacetat wird dann für die Gluconeogenese verwendet und steht nicht für den Citratzyklus zur Verfügung. Es kann kein Citratzyklus mehr ablaufen.

▶ Acetyl-CoA ↔ Pyruvat ist eine irreversible Reaktion. Es ist also keine Gluconeogenese vom Acetyl-CoA ausgehend möglich.

▶ Acetyl-CoA wird zur Bildung von Acetonacetat, Hydroxibutyat und Aceton (= Ketonkörper) umgeleitet. Diese sind als leicht wasserlösliche Brennstoffe die Energielieferanten in einer Hungerperiode.

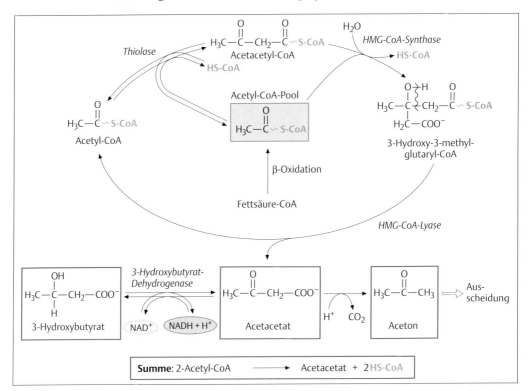

Abb. 48: Im Lynen-Zyklus entstehen aus zwei Molekülen Acetyl-CoA, in der Bilanz zwei HS-CoA und Acetoacetat.

▶ Insbesondere das **Gehirn** und der **Herzmuskel**, welche die im Blut zirkulieren-
den Fettsäuren nicht verwerten können, können nach einer Adaptionszeit
einen großen Teil ihrer Stoffwechselenergie aus der Oxidation der Ketonkörper
decken.

▶ Normalerweise sind die Blutspiegel der Ketonkörper nur gering, da die Leber
nur soviel abgibt, wie in den peripheren Organen umgesetzt wird. Nur im
Hunger, bei extremer Mobilisierung der Fettreserven und beim **Diabetes mellitus** kommt es zu einer überschießenden Produktion von Ketonkörpern, zu
ihrer Ausscheidung im Urin und zu einer metabolischen Azidose.

5.2.3   Der Blutzuckerspiegel

Definition

Der Blutzuckerspiegel schwankt zwischen **80 mg/dl und 100 mg vor den Mahl-
zeiten** und **bis 120 mg danach.** Er ist trotz der unregelmäßigen Zufuhr relativ
konstant, da die Leber als Antwort auf Hormonsignale und je nach Glucosespiegel
große Mengen von Glucose aufnehmen oder freisetzen kann.

Bedeutung

Die Leber gibt Glucose während der Muskeltätigkeit und zwischen den Mahlzei-
ten in das Blut ab. Die freigesetzte Glucose wird hauptsächlich vom Gehirn und
der Skelettmuskulatur aufgenommen. Nur die Leber, die Nieren und das Darmge-
webe enthalten das Enzym Glucose-6-phosphatase, das es ermöglicht, das Gluco-
se-6-phosphat freizusetzen. Nicht aber die Skelettmuskulatur und das Gehirn,
denen so die Glucose als Brennstoff erhalten bleibt.

▶ In Abbildung 49 wird die Kontrolle des Blutzuckerspiegels durch die Leber ver-
deutlicht. Nach einer Mahlzeit führt die erhöhte Glucosekonzentration zu
einem erhöhten Glucose-6-phosphat-Spiegel in der Leber. Dessen Schicksal
wird vom Verhältnis Insulin/Glucagon bestimmt.

Ein hoher Blutzuckerspiegel führt zu vermehrter Insulinproduktion und Insulin-
sekretion im Pankreas. Insulin fördert den Einstrom von Glucose in Muskel- und

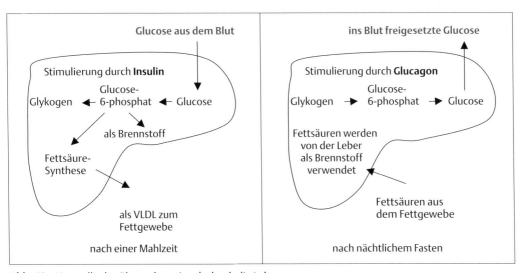

Abb. 49: Kontrolle des Blutzuckerspiegels durch die Leber.

Fettgewebe. Es stimuliert die Glykogensynthese und -speicherung in Leber und Muskel.

Im Fettgewebe liefert die Glucose Glycerin-3-phosphat für die Triglyceridsynthese.

Einige Stunden nach einer Mahlzeit sinkt der Insulin- und steigt der Glucagonspiegel. Das führt zu Hydrolyse von Glykogen und einer verminderten Glucoseverwertung in Muskel und Fettgewebe. Die Muskulatur und die Leber nutzen jetzt Fettsäuren als Brennstoff.

Die Aufrechterhaltung des Blutzuckerspiegels geschieht durch die Mobilisierung von Glykogen und die Freisetzung und Verwertung von Fettsäuren.

▶ Die Hormone Insulin und Glucagon sorgen für einen relativ konstanten Blutzuckerspiegel.

5.2.3.1 Das Fasten

Herleitung   Wenn man sich den Blutzuckerspiegel beim Fasten betrachtet, findet zunächst die Mobilisierung von Fetten und Gluconeogenese in der Leber statt. Für die Versorgung des Gehirns und des Herzmuskels, die auf Glucose angewiesen sind (siehe oben), kann das Glycerin aus den Fetten in Glucose umgewandelt werden. Es steht jedoch nur in geringen Mengen zur Verfügung.

▶ Die Leber und Muskulatur decken ihren Energiebedarf aus der Oxidation von Fettsäuren. Der Anstieg von Acetyl-CoA und der Citratkonzentration führen dazu, dass die Glykolyse zum Stillstand kommt.

Dann erfolgt der Proteinabbau der Muskulatur, wobei Aminosäuren entstehen. Pyruvat, Lactat und Alanin werden zur Leber transportiert und dort zu Glucose umgewandelt.

▶ Die Proteolyse von Muskelprotein führt zu C_3-Vorstufen für Glucose wie das Glycerin aus den Fetten.

Die Muskulatur ist jedoch lebensnotwendig, sodass sich der Stoffwechsel nach längerem Fasten auf Ketonkörper umstellt, die aus Fettsäuren bzw. Acetyl-CoA gebildet werden. Nach 3 Tagen kommt es zu einem Anstieg der Ketonkörper in der Leber und das Gehirn ernährt sich zu 2/3 von Ketonkörpern.

▶ Fettsäuren liefern nun die Ketonkörper für den Energiebedarf und es wird weniger Muskelprotein abgebaut als in den ersten Hungertagen (nur noch 20 g statt 75 g pro Tag).

Bedeutung   Die Brennstoffreserven (siehe Tab. 13) reichen je nach Aktivität für eine Hungerperiode von 1–3 Monaten. Die Kohlenhydratreserven sind jedoch bereits nach 1 Tag erschöpft und der Blutzuckerspiegel sinkt auf 40 mg bis 100 mg, das Gehirn und die Erythrozyten brauchen aber Glucose als Brennstoff.

Steht Glucose nicht mehr zur Verfügung werden die Reserven in folgender Reihe angegangen:

Reihenfolge der Brennstoffverwertung:

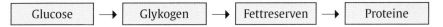

Glucose → Glykogen → Fettreserven → Proteine

Zuletzt werden Eiweiße, vor allem aus der Muskulatur, abgebaut. Andererseits minimieren Stoffwechselanpassungen, wie die Bildung von Ketonkörpern aus Fettsäuren, bei langen Hungerperioden den Proteinabbau.

Die Ketonkörper dienen der Energieversorgung von Gehirn und Herzmuskel.

5.2.3.2 Diabetes mellitus

Definition

Der Diabetes mellitus ist eine chronische Stoffwechselkrankheit. Er ist auf einen absoluten **Mangel an Insulin** zurückzuführen, das heißt, auf eine Unterproduktion von Insulin oder eine vermehrte Ausschüttung des gegenläufig wirkenden Hormons Glucagon.

Herleitung

Insulin fördert die Überführung der Glucose in die Speicherform Glykogen und den Übertritt der Glucose in die Zelle.

Bei Diabetes herrscht ein Insulinmangel und relativ dazu ein zu hoher Glucagonspiegel. Die Glucose wird nicht in die Zelle transportiert, obwohl diese für die Energieerzeugung benötigt wird. Die Glucose bleibt im Blut mit der Folge eines erhöhten Blutzuckerspiegels. Dadurch wiederum wird die Glykolyse gehemmt und die Gluconeogenese stimuliert.

Ein erhöhter Glykogenabbau führt außerdem zu einem Überschuss an Glucose, der von der Leber freigesetzt wird.

Der erhöhte Blut-Glucosespiegel führt zu einem Überschreiten der Nierenschwelle und die Glucose wird über den Harn ausgeschieden und damit vermehrt auch Wasser. Das führt zu Durst und Hunger, da den Zellen die Glucose als Brennstofflieferant fehlt.

Die beeinträchtigte Nutzung der Kohlenhydrate führt zum Abbau von Fett und Proteinen. Dabei entsteht Acetyl-CoA, woraus, wie oben geschildert, die Ketonkörper entstehen. Da dieses saure Verbindungen sind, überfordern sie irgendwann die Kapazität der Niere, das Säure-Basen-Gleichgewicht aufrecht zu erhalten. Die Folge sind Koma durch Azidose und Dehydratisierung (Typ I) mit dem typischen sogenannten „Azetongeruch".

Bedeutung

Diabetes mellitus kann zu einer lebensbedrohenden Entgleisung des Stoffwechsels führen. **Kurzfristig** kann eine Gefährdung durch ein **hyperglykämisches, ketoazidotisches Koma** eintreten. **Langfristige Folgen** eines entgleisten Blutzuckerspiegels **sind Gefäßschäden, Erblindung, Herzinfarkt** und **Nierenversagen**.

> **Wichtig:**
> Glucose kann in Fette umgewandelt werden, jedoch nicht umgekehrt, da die Reaktion Pyruvat → Acetyl-CoA irreversibel ist!

5.2.4   Der Proteinstoffwechsel

Definition   Die meisten Proteine höherer Organismen werden laufend aus Aminosäuren auf-
und wieder abgebaut. Im Proteinstoffwechsel gibt es dafür eigene Reaktionswege
und Enzyme.

Herleitung   Aus dem Einbau markierter Aminosäuren kann man abschätzen, dass ein erwach-
sener Mensch täglich etwa 400 g Eiweiß synthetisiert und im Gegenzug dafür die
gleiche Menge abbaut. Ein Teil davon dient dem Ersatz abgestorbener Zellen, der
größere Teil dient dem intrazellulären Proteinumsatz.

Ein Teil der entstandenen Aminosäuren kann nicht weiter verwendet werden.
Wegen des hohen Umsatzes sind Menschen und Tiere deshalb auf die **regelmäßige Zufuhr von Proteinen** angewiesen.

▶ Proteine werden durch proteolytische Enzyme, die Proteasen, gespalten. Das
sind z. B. im Verdauungstrakt das Pepsin aus den Hauptzellen des Magens und
das Trypsinogen und Chymotrypsinogen aus der Bauchspeicheldrüse. Die
Enzyme des Pankreas werden als Schutz vor der Selbstandauung durch Proteolyse, erst im Dünndarm in die aktive Formen Trypsin und Chymotrypsin umgewandelt (siehe Abb. 50).

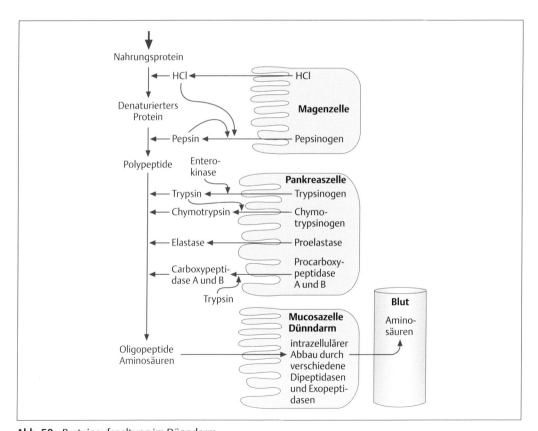

Abb. 50: Proteinaufspaltung im Dünndarm.

▶ Während der Verdauung werden Proteine in ihre Bausteine, die Aminosäuren, zerlegt, die über die Pfortader zunächst zur Leber gelangen. Obwohl manche Aminosäuren auch zu Acetyl-CoA abgebaut werden und damit über den Citronensäurezyklus zur Energieerzeugung beitragen können, wie wir dort gesehen haben, stellt dieser Stoffwechselweg eher die Ausnahme dar.

▶ Aminosäuren werden hauptsächlich zur Synthese körpereigener Proteine im Rahmen von Wachstums- und Reparaturvorgängen des Organismus verwendet. Der *Proteinanabolismus* verläuft in jeder Zelle bedarfsgerecht anhand individueller Proteinbaupläne ab, die im Zellkern auf der DNA verschlüsselt vorliegen (siehe Kapitel 6).

▶ Ein Teil der Aminosäuren wird weiter abgebaut. Ihr Stickstoff wird bei Säugetieren in Harnstoff, bei Reptilien und Vögeln in Harnsäure überführt und ausgeschieden. Die Kohlenstoffkette wird über verschiedene Zwischenstufen zu CO_2 und H_2O verbrannt.

Bedeutung Ein Mangel an Verdauungsenzymen kann durch Stuhluntersuchungen festgestellt werden. Zum Pepsin-Mangel kommt es bei Hypoacidität des Magens. Wird der pH-Wert von 3 nicht erreicht, wird das Pepsinogen nicht zum Pepsin aktiviert und im Magen findet praktisch keine Proteinverdauung statt. Das bleibt meist ohne Konsequenz, da die Verdauung im Dünndarm nicht betroffen ist. Erst wenn die Bauchspeicheldrüse zu wenig Enzyme ausschüttet, kommt es zu einer verminderten Eiweißverwertung und Aminosäureresorption, mit der Folge von Entwicklungsstörungen, Hypoproteinämie und Ödemen.

5.2.4.1 Aminosäureabbau

Herleitung Überschüssige Aminosäuren, die nicht zur Synthese von Proteinen und anderen Biomolekülen verwendet werden, lassen sich im Gegensatz zu Fettsäuren und Glucose nicht speichern. Sie dienen im Stoffwechsel als Brennstoffe und werden in der Leber abgebaut beziehungsweise umgewandelt. In Hungerperioden oder bei übermäßiger Proteinzufuhr können Proteine also auch zur Energieerzeugung herangezogen werden.

▶ Die α-Aminogruppe wird entfernt und das C-Skelett in ein gängiges Stoffwechselprodukt überführt.

Die Desaminierung wird in den Mitochondrien der Leberzellen durch eine enzymatische Reaktion durchgeführt. Die meisten Aminogruppen werden in Harnstoff überführt, der über den Urin ausgeschieden wird. Das Kohlenstoffgerüst wird in Acetyl-CoA, Pyruvat oder Zwischenprodukte des Citratzyklus umgewandelt.

α-Aminosäure　　　　　α-Ketoglutarat　　　　　NADH + NH_4^+

1. 　　　　　　　　　　2. 　　　　　　　　　　*Ammonium*

α-Ketosäure　　　　　　Glutamat　　　　　NAD$^+$ + H_2O

❶ Durch Transaminasen wird eine Aminogruppe auf α-Ketoglutarat übertragen. Dabei entsteht eine Ketosäure und Glutamat. Zum Beispiel entsteht aus der Aminosäure Aspartat Oxalacetat und damit eine Verbindung zum Citratzyklus (siehe Abb. 54).

❷ Durch die Glutamatdehydrogenase GLDH wird unter Mithilfe des NAD⁺ die Aminogruppe abgespalten, sodass wieder α-Ketoglutarat entsteht und das freie Ammoniumion. Aus dem Ammonium entsteht im Harnstoffzyklus (siehe Abb. 52) Harnstoff.

▶ Beim Aminosäureabbau spielen viele Co-Enzyme eine Schlüsselrolle, wie zum Beispiel Vitamin B$_{12}$, oder ein kobalthaltiger porphyrinähnlicher Cofaktor bei der Umlagerung von C-Gerüsten. Die Glutamatdehydrogenase wird bei Energiemangel durch ADP und GDP aktiviert, sie wird umgekehrt allosterisch durch ATP und GTP gehemmt. Energiemangel beschleunigt also den Aminosäureabbau.

▶ Nach den Endprodukten, die beim Aminosäureabbau nach der Desaminierung entstehen, werden die Aminosäuren in 2 Gruppen eingeteilt (siehe Abb. 51):
  • *Glucogene* Aminosäuren, aus welchen der Organismus in Hungerphasen oder bei Diabetes Glucose aufbauen kann.
  • *Ketogene* Aminosäuren sind alle Aminosäuren, die beim Abbau Acetyl-CoA oder Acetoacetat liefern. Ausschließlich ketogen sind die beiden „L's" Leucin und Lysin.

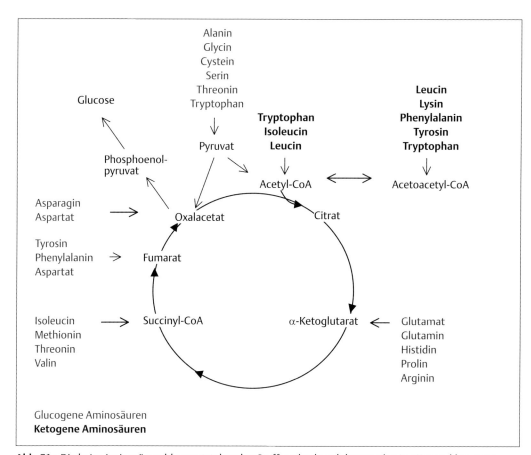

Abb. 51: Die beim Aminosäureabbau entstehenden Stoffwechselprodukte werden im Citratzyklus weiter umgesetzt.

▶ Ein Teil des gebildeten Ammoniumions wird zur Biosynthese stickstoffhaltiger Verbindungen verbraucht. Der Überschuss wird zu Harnstoff umgewandelt, da das Ammonium als Form von Ammoniak giftig ist. Harnstoff ist nicht toxisch und kann besser durch die Nieren ausgeschieden werden.

Viele Wassertiere scheiden direkt das Ammoniumsalz aus. Vögel und Reptilien bilden Harnsäure. Säugetiere und der Mensch produzieren im Harnstoffzyklus Harnstoff.

5.2.4.2 Der Harnstoffzyklus

Definition

Im Harnstoffzyklus wird das Ammonium aus den Aminosäuren zu Harnstoff umgewandelt, der dann mit dem Harn ausgeschieden wird.

Herleitung

Der Harnstoffzyklus wurde 1932 von Krebs, 5 Jahre vor dem Citratzyklus, als erster zyklisch verlaufender Stoffwechselweg entdeckt. Beim Aminosäureabbau entsteht durch Transaminasen Ammonium. Der Kohlenstoff für den Harnstoff stammt von CO_2. Der Harnstoff wird in der Leber gebildet, und zwar über einen Zyklus, der zum Teil in den Mitochondrien und zum Teil im Cytoplasma abläuft.

▶ Der Harnstoffzyklus läuft in folgenden Schritten (siehe Abb. 52):

- Kohlendioxid und das Ammonium verbinden sich mit einer Phosphatgruppe von ATP zu Carbamoylphosphat.
- Ornithin ist eine Aminosäure, die nicht zum Aufbau von Proteinen dient, sie ist der Carrier dieser N- und C-Atome im Harnstoffzyklus.
- Carbamoylphosphat überträgt die Carbamingruppe auf Ornithin, dabei entsteht Citrullin.
- Aspartat liefert die zweite Aminogruppe des Harnstoff und kondensiert mit Citrullin unter Verbrauch von ATP zu Argininosuccinat.
- Argininosuccinat spaltet sich in Fumarat und Arginin.
- Arginin spaltet dann Harnstoff ab und es entsteht wieder Ornithin (siehe Abb. 53)

Die Gesamtreaktion der Harnstoffsynthese lautet:

$$CO_2 + NH_4^+ + 3\,ATP + Aspartat + 2\,H_2O \rightarrow \quad Harnstoff + 2\,ADP + 2\,P_i + AMP + PP_i + Fumarat$$

▶ Das bei der Harnstoffsynthese freiwerdende Fumarat wird zu Malat hydrolysiert und dann zu Oxalacetat oxidiert. Fumarat verbindet so den Harnstoffzyklus mit dem Citratzyklus. Aus Oxalacetat entsteht durch Transaminierung mittels GOT die Asparaginsäure. Diese liefert für den Harnstoffzyklus die zweite Aminogruppe des Harnstoffs, wobei wieder Fumarat entsteht (siehe Abb. 54).

▶ Die möglichen **Stoffwechselwege für Oxalacetat** sind zusammengefasst:

❶ Transaminierung zu Aspartat mit Hilfe des Enzyms GOT – Glutamat-Oxalacetat-Transaminase (im Cytoplasma).

❷ Umwandlung in Glucose

❸ Kondensation mit Acetyl-CoA zu Citrat (Citronensäurezyklus).

❹ Umwandlung in Pyruvat mit Hilfe des Enzyms GPT – Glutamat-Pyruvat-Transaminase (auch im Cytoplasma).

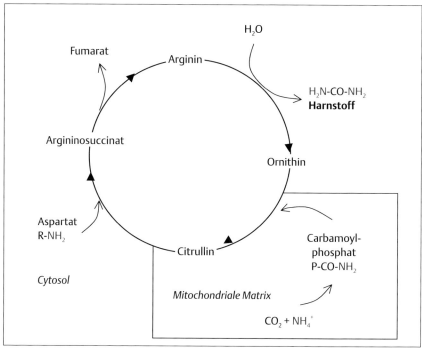

Abb. 52: Der Harnstoffzyklus findet im Zusammenspiel von Cytosol und den Mitochondrien statt.

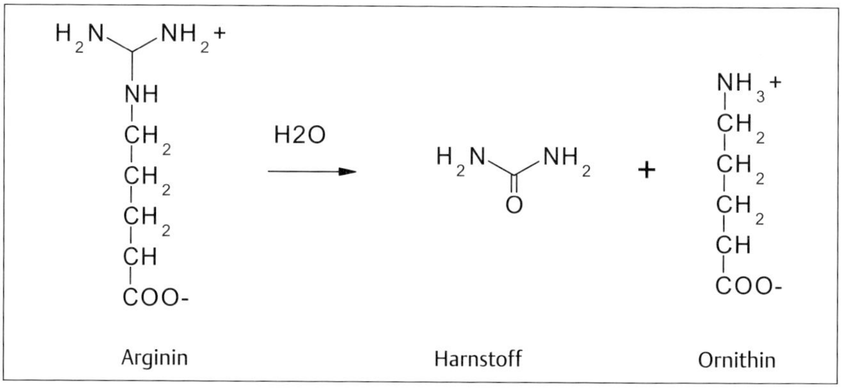

Abb. 53: Bei der Abspaltung von Harnstoff aus Arginin entsteht Ornithin

▶ Die Kohlenstoffatome aus dem Aminosäureabbau tauchen in wichtigen Stoffwechselzwischenprodukten auf. Die C-Gerüste aller 20 Aminosäuren gehen in nur 7 Moleküle über:

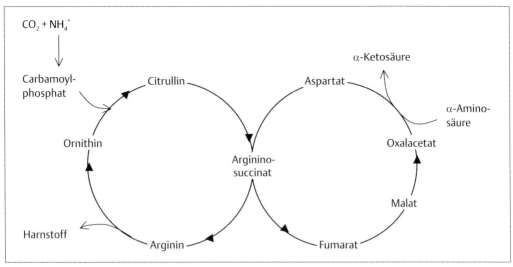

Abb. 54: Harnstoffzyklus und die Bildung von Aspartat aus Fumarat.

- Pyruvat
- Acetyl-CoA
- Aceto-acetyl-CoA
- α-Ketoglutarat
- Succinyl-CoA
- Fumarat
- Oxalacetat

Das entspricht einer bemerkenswerten Ökonomie bei den metabolischen Umwandlungen.

Bedeutung

▶ Die **Harnstoffsynthese in der Leber** ist der wichtigste Weg zur Entsorgung von Ammonium. Es gibt keine alternativen Stoffwechselwege. Der Harnstoff ist für den Zweck der Ausscheidung bestens geeignet: Er ist ungeladen, nicht toxisch, diffundiert leicht durch biologische Membranen und kann deshalb über die Nieren leicht ausgeschieden werden. Der einzige Nachteil ist, dass die Ausscheidung ein relativ großes Harnvolumen erfordert.

▶ Der Mensch bildet zirka **25 g Harnstoff pro Tag,** vor allem aufgrund des Proteinumsatzes.

▶ Die **Hyperammonämie** ist eine Enzymmangelkrankheit durch einen genetischen Defekt. Das Ammonium kann nicht in Harnstoff umgewandelt werden. Diese Krankheit führt schon 2 Tage nach der Geburt zur **„Ammoniakvergiftung".** Betroffene Säuglinge werden lethargisch und erbrechen periodisch.
Eine Hyperammonämie entsteht auch bei Leberzirrhose und Hepatitis. Die Folgen sind wie bei Enzymdefekten **Eiweißunverträglichkeit, Unruhe, Krämpfe** (ZNS) bis zum **Koma hepaticum.**

▶ Die Phenylketonurie ist ein genetischer Defekt im Phenylalaninstoffwechsel und führt zu geistiger Retardierung. Phenylalanin wird normalerweise zu Tyrosin umgewandelt. Durch Fehlen oder Mangel eines Enzyms, das den Phenylring aufspaltet, entsteht jetzt Phenylacetat. Phenylacetat akkumuliert in den Körperflüssigkeiten (im Blut bis zum 20fachen) und wird mit dem Harn ausgeschieden. Bei einem von 20000 Neugeborenen tritt diese Krankheit autosomal rezessiv vererbt auf. Sie entwickeln im ersten Lebensjahr schwere Defekte und sterben unbehandelt unter dem 20. Lebensjahr. Es muss eine phenylalaninarme Diät eingehalten werden, andererseits aber die für den Stoffwechsel notwendige Menge von dieser essentiellen Aminosäure zugeführt werden.

▶ **Albinismus** ist auch eine Störung des Proteinstoffwechsels. Wiederum ein Enzymmangel behindert die Umwandlung von Tyrosin in Melanin in den Melanozyten.

5.2.4.3 Transaminasen

Definition   Transaminasen sind Enzyme, die Aminogruppen übertragen.

Bedeutung   Die Transaminasen sind wichtige Enzyme für die Leberdiagnostik. Es handelt sich um Transaminasen für den Aminosäureabbau und die Aminosäuresynthese, die bei **Leberfunktionsstörungen** vermehrt im Blut zu finden sind:

- **GLDH:** Glutamatdehydrogenase ist für die normale Diagnostik nicht von Bedeutung, da sie erst bei schweren Leberzellschäden erhöht ist.
- **GOT:** Glutamat-Oxalacetat-Transaminase, bei geringem Zellschaden sind vor allem die cytoplasmatischen Enzyme erhöht.
- **GPT:** Glutamat-Pyruvat-Transaminase
- **γ-GT:** γ-Glutamyl-Transpeptidase, liegt membrangebunden vor und ist bei Schäden der Leber und der Gallengänge (siehe Abb. 55), speziell bei Alkoholschäden, erhöht.

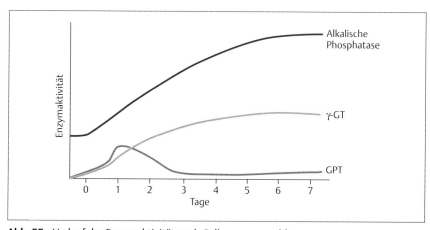

Abb. 55: Verlauf der Enzymaktivität nach Gallengangverschluss

5.2.5 Harnsäurebildung

Definition   Harnsäure entsteht beim Abbau der Nucleotide, der Nahrungspurine und von AMP.

Herleitung   Reptilien und Vögel scheiden den Stickstoff in Form von Harnsäure aus, Fische als NH_3 bzw. NH_4^+ über die Kiemen. Beim Menschen entsteht Harnsäure als Abbauprodukt der Nucleotide und Nahrungspurine. Die Nucleotide einer Zelle unterliegen einem kontinuierlichen Umsatz. Sie werden durch Nucleotidasen hydrolytisch zu den Nucleosiden abgebaut. Weiter katalytisch zu den freien Purin-Basen und Ribose-1-phosphat.

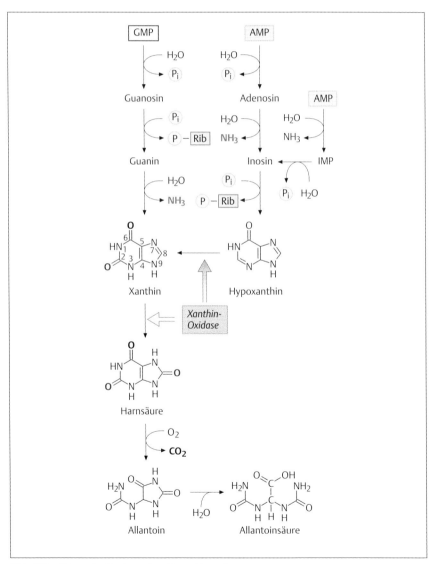

Abb. 56: Abbau der Purinnucleotide zu Harnsäure.

Einige der Basen werden über Weiterverwertungswege zur Neubildung von Nucleotiden verwendet.

Beim Abbau entsteht aus den Basen Hypoxanthin bzw. Xanthin, die durch die Xanthinoxidase (ein molybdän- und eisenhaltiges Flavoprotein) weiter zu Urat, dem Salz der Harnsäure, oxidiert werden (siehe Abb. 56).

Die Xanthinoxidase hat eine sehr geringe Substratspezifität und kann zum Beispiel auch Formaldehyd zu Ameisensäure oxidieren.

Bei den meisten Säugetieren wird die Harnsäure weiter zu Allantoin oder Allantoinsäure abgebaut. Beim Menschen und Menschenaffen wird sie jedoch unverändert ausgeschieden.

Die Pyrimidinbasen werden über Zwischenstufen zu Acetat bzw. Propionat abgebaut. Die Stickstoffatome werden in den Harnstoffzyklus eingeschleust.

Bedeutung

▶ Beim Menschen ist das Urat das Endprodukt des Purinabbaus und wird mit dem Urin ausgeschieden. Die Harnsäuresynthese findet vor allem in der Leber statt, geringe Enzymaktivitäten finden sich auch im Dünndarm und der Niere. Nach dem Transport über das Blut erfolgt die Ausscheidung über die Niere.

▶ Die Harnsäure ist kaum in Wasser löslich. Natriumurat hat eine Löslichkeitsgrenze von 7 mg/100ml bei 37 °C. Das heißt, dass hohe Serumkonzentrationen zu einer Ausfällung und Ablagerung in den Gelenken mit Entzündung, und zu einer Schädigung der Niere führen können. Die freie Säure ist noch schlechter löslich. Durch eine Alkalisierung des Urins kann eine Schädigung der Niere und die Bildung von Harnsäuresteinen vermieden werden.

▶ Eine **Hyperurikämie** entsteht in Folge einer Störung der Purinsynthese oder der Purinausscheidung. Daraus kann das Krankheitsbild der Gicht entstehen.

Gicht = Störung des Purinstoffwechsels.

Die Biochemische Ursache der Gicht ist in den meisten Fällen noch nicht geklärt. Wahrscheinlich liegen angeborene Stoffwechseldefekte mit einer Beschleunigung der Purinbiosynthese zugrunde. Die hohen Purinkonzentrationen führen dann zu einer erhöhten Harnsäurebildung.

Gichtkranke müssen deshalb Nahrungspurine meiden, die vor allem in Innereien, Fleisch, Fisch, Hülsenfrüchte, Spinat und Pilzen enthalten sind.

▶ *Allopurinol*, eine purinanaloge Substanz, ist ein Hemmstoff der Xanthinoxidase und kann daher bei der Gicht zur Minderung des Harnsäurespiegels genutzt werden.

5.3   Zusammenfassung des Stoffwechsels

Zur Rekapitulation und um einen Überblick zu bieten, werden die wichtigsten Stoffwechselvorgänge gerafft wiederholt und die Zusammenhänge deutlich gemacht.

5.3.1   Der Stoffwechsel im Überblick

▶ **Proteinstoffwechsel:** Aminosäuren sind Ausgangsstoffe für viele verschiedene Reaktionen:

- Aufbau von Plasmaproteinen (Albumin, Globuline, Gerinnungsfaktoren, Immunglobuline werden in den Lymphozyten synthetisiert)
- Transaminierung → Ketosäuren
- Gluconeogenese aus glucogenen Aminosäuren
- Ketogenese aus ketogenen Aminosäuren
- Fettsäuresynthese
- Energiegewinnung (Citratzyklus, Atmungskette)
- Umwandlung von Ammoniak in Harnstoff
- Synthese, z.B. von Harnsäure, Glutamin
- Kreatinsynthese aus Glycin

▶ **Lipidstoffwechsel:** Fette sind wichtige Energielieferanten und können ab- und umgebaut werden:

- Kettenverlängerung und -kürzung (β-Oxidation der Fettsäuren aus den Nahrungsfetten).
- Umbau zu Phospholipiden, Triglyceriden,
- 90 % der Cholesterinsynthese (→Steroidhormone)
- Gallenbildung aus Cholesterin und Gallensäuren
- Ketogenese (Hungerstoffwechsel)
- Synthese der meisten Lipoproteine des Plasmas
- Speicherung der Lipide im Fettgewebe

▶ **Kohlenhydratstoffwechsel**: Der Kohlenhydratstoffwechsel findet in fast allen Körperzellen zur Energiegewinnung statt. Die wichtigsten Stoffwechselwege sind:

- Glykogensynthese und -abbau
- Glykolyse
- Gluconeogenese
- Galaktose- und Fructosestoffwechsel, kann nur die Leber in größerem Umfang

5.3.2   Die wichtigsten Stoffwechselwege

A. Glykolyse

Die Glykolyse findet in vielen Geweben und fast allen Zellen statt. Die Regulation der Glucoseaufnahme geschieht über das Insulin, insulinunabhängig in den Erythrozyten (anaerobe Glykolyse, da keine Mitochondrien), ZNS, Leber und im lymphatischen Gewebe. Sie dient der Energiegewinnung.

▶ Im Cytosol wird die Glucose in zwei Moleküle Pyruvat umgewandelt, wobei zwei ATP und zwei NADH gebildet werden.

▶ Das NAD^+, das in der von Glycerinaldehyd-3-phosphat-Dehydrogenase katalysierten Reaktion verbraucht wird, muss regeneriert werden, damit die Glykolyse weiter ablaufen kann.

Unter anaeroben Bedingungen, z.B. im hochaktiven Muskel geschieht dies durch die Reduktion von Pyruvat zu Lactat.

Unter aeroben Bedingungen dagegen wird NAD^+ durch Elektronenübertragung von NADH auf O_2 über die Elektronentransportkette regeneriert.

▶ Die Glykolyse hat zwei Hauptfunktionen:

→ den Abbau von Glucose zur ATP-Erzeugung und

→ die Bereitstellung von C-Gerüsten für Biosynthesen

Die Geschwindigkeit der Umwandlung wird dem jeweiligen Bedarf angepasst.

▶ Die Phosphofructokinase ist das Schlüsselenzym bei der Regulation der Glykolyse und ein wichtiger Kontrollpunkt. Ein hoher ATP-Spiegel hemmt dieses Enzym allosterisch, was durch Citrat verstärkt und durch AMP aufgehoben wird.

▶ Es gibt jedoch verschiedene Mechanismen in der Leber und im Muskel. Adrenalin stimuliert die Glykolyse im Muskel, hemmt sie aber in der Leber. Adrenalin induziert in der Leber den Abbau des Leberglykogens, nicht der Glucose, denn die Glucose wird als Energielieferant an das Gehirn weiter transportiert. Der Glykogenabbau zu Glucose im Muskel dient der Glucoseversorgung für die Glykolyse, wo die Glucose rasch zur ATP-Gewinnung für die Kontraktionsarbeit verbraucht wird.

B. Citratzyklus und Atmungskette

Dieser gemeinsame Stoffwechselweg zur Oxidation von Kohlenhydraten, Aminosäuren und Fettsäuren findet in den Mitochondrien statt. Ihre Abbauprodukte treten als Acetyl-CoA in den Zyklus ein.

▶ Die vollständige Oxidation einer Acetyleinheit erzeugt ein GTP, drei NADH und ein $FADH_2$. Die vier Elektronenpaare werden dann über die Elektronentransportkette auf O_2 übertragen. Dabei entsteht ein Protonengradient, der die Synthese von 9 ATP bewirkt.

▶ NADH und $FADH_2$ werden nur oxidiert wenn gleichzeitig ADP zu ATP phosphoryliert wird. Diese enge Kopplung wird als *Atmungskontrolle* bezeichnet. Sie sorgt für die Anpassung der Geschwindigkeit des Citratzyklus an den ATP-Bedarf.

▶ Ein ATP-Überschuss senkt auch die Aktivität der Enzyme des Citratzyklus.

▶ Der Citratzyklus hat außerdem anabole Funktionen. Er liefert Zwischenprodukte für Biosynthesen, wie etwa Succinyl-CoA für den Porphyrinaufbau.

C. Pentosephosphatweg

Diese Serie von Reaktionen findet im Cytosol statt und hat zweierlei Aufgaben:

▶ Erzeugung von NADPH für reduktive Biosynthesen
▶ Bildung von Ribose-5-phosphat für die Nucleotidbiosynthese

Bei der Umwandlung von Glucose-6-phosphat in Ribose-5-phosphat entstehen zwei NADPH.

D. Gluconeogenese

Glucose kann in der Leber und der Niere aus Nicht-Kohlenhydrat-Vorstufen wie Lactat, Glycerin und Aminosäuren synthetisiert werden.

▶ Die wichtigste Schleuse zu diesem Stoffwechselweg ist das Pyruvat, das in den Mitochondrien zu Oxalacetat carboxyliert wird.
▶ Das Oxalacetat wird anschließend im Cytosol decarboxyliert und phosphoryliert, wobei Phosphoenolpyruvat entsteht. Dann gibt es zwei hydrolytische Schritte, die die irreversiblen Reaktionen der Glykolyse umgehen.
▶ Glykolyse und Gluconeogenese werden so kontrolliert, dass der eine Weg stillsteht, während der andere aktiv ist.

E. Glykogensynthese und -abbau

Das Glykogen ist ein Reservestoff, ein verzweigtes Polymer aus Glucoseresten. Das Enzym Glykogensynthase katalysiert das Kettenwachstum. Die Phosphorylase katalysiert die Spaltung des Glykogens zu Glucose-1-phosphat. Die Enzyme werden durch allosterische Wechselwirkung kontrolliert. Wenn die Synthase inaktiv ist, ist die Phosphorylase aktiv und umgekehrt.

F. Fettsäuresynthese und -abbau

Fettsäuren werden im Cytosol durch Addition von C_2-Einheiten an eine wachsende Kette synthetisiert, die an ein Acyl-Carrier gebunden ist.

▶ Sind reichlich ATP und Acetyl-CoA vorhanden, so steigt der Citratspiegel, was wiederum die Fettsäuresynthese erhöht.
▶ Der Fettsäureabbau erfolgt auf einem anderen Weg in einem anderen Kompartiment. Die Fettsäuren werden in der mitochondrialen Matrix durch β-Oxidation zu Acetyl-CoA abgebaut. Ist genügend Oxalacetat vorhanden, tritt das Acetyl-CoA in den Citratzyklus ein. Es kann aber auch in Ketonkörper umgewandelt werden.
▶ Die bei der β-Oxidation entstandenen $FADH_2$ und NADH übertragen ihre Elektronen in der Elektronentransportkette auf O_2. Wie der Citratzyklus kann die β-Oxidation nur ablaufen, wenn NAD^+ und FAD regeneriert werden. So ist die Geschwindigkeit des Fettsäureabbaus an den ATP-Bedarf gekoppelt.

5.3.3   Möglichkeiten der Stoffwechselkontrolle

A. Allosterische Wechselwirkung
In den meisten Stoffwechselwegen wird der Durchsatz von Molekülen in erster Linie durch die Menge und Aktivität bestimmter Enzyme kontrolliert, weniger durch die verfügbare Substratmenge oder das Massenwirkungsgesetz. Auch nachfolgende irreversible Reaktionen sind mögliche Kontrollstellen.

B. Enzymmenge
Zum Beispiel kontrolliert die hormonelle Steuerung neben der Aktivität auch die Enzymmenge und damit die Synthese- und Abbaugeschwindigkeiten. („Hormonelle Regulation" siehe Kap. 5.3.6)

C. Kompartimentierung
Die Stoffwechselvorgänge werden auch dadurch beeinflusst, dass die verschiedenen Prozesse an unterschiedlichen Orten stattfinden z. B. Cytosol oder Mitochondrien.
- ▶ Die Gluconeogenese und Harnstoffbiosynthese hängen vom Zusammenwirken von Reaktionen ab, die in beiden Kompartimenten ablaufen. Die Kontrolle findet also beim Transportvorgang durch die Membranen statt (Enzyme in den Membranen). Langkettige Fettsäuren können nur als Ester des Carnitins als Carrier die innere Mitochondrienmembran passieren.
- ▶ In den Mitochondrien werden Fettsäuren rasch abgebaut, im Cytosol dagegen verestert oder ausgeschleust.
- ▶ Biosynthese- und Abbauwege sind fast immer getrennt, was erheblich zur Effektivität der Stoffwechselkontrolle beiträgt.

D. Stoffwechselspezialisierungen von Organen
Diese führen auch zur Regulation, wie wir beim Wechselspiel Muskel-Leber (Cori-Zyklus) gesehen haben.

5.3.4   Knotenpunkte des Stoffwechsels

Wichtige Zwischenverbindungen als Knotenpunkte, von wo aus die Reaktionen je nach Bedarf in verschiedene Richtungen ablaufen können:

A. Glucose-6-phosphat
(siehe auch Abb. 43)
- ▶ Wenn ATP oder Kohlenstoffgerüste für Biosynthesen benötigt werden, findet die Glykolyse zum Pyruvat statt, das heißt dieser Weg ist sowohl anabol als auch katabol.
- ▶ Auf dem Pentosephosphatweg entsteht Ribose-5-phosphat und NADPH.
- ▶ Besteht kein Energiebedarf werden die Glykogenspeicher aufgefüllt.

B. Pyruvat

Diese C_3-Ketosäure entsteht in erster Linie aus Glucose-6-phosphat, Alanin und Lactat und kann auf verschiedenen Wegen weiter reagieren (siehe auch Abb. 57):

▶ Die einfache Reduktion von Pyruvat durch die Lactatdehydrogenase dient zur Regenerierung von NAD+, die den Fortgang der Glykolyse unter anaeroben Bedingungen möglich macht. Das Lactat wird in der Leber wieder zu Pyruvat zurückoxidiert. Diese Umwandlung spart Zeit und verlagert einen Teil des Stoffwechsels vom aktiven Muskel zur Leber (Cori-Zyklus Kap. 5.2.1.7).

▶ Eine reversible Reaktion im Cytosol ist die Transaminierung des Pyruvats zu Alanin, der entsprechenden Aminosäure. Umgekehrt treten Aminosäuren über diesen Weg in den Stoffwechsel ein. (Verbindung zw. AS und KH-Stoffwechsel!)

▶ In den Mitochondrien kann Pyruvat zu Oxalacetat carboxyliert werden. Über Glucose-6-phosphat wird so die Synthese von Glucose ermöglicht (Gluconeogenese).

▶ Pyruvat kann zu Acetyl-CoA decarboxyliert werden. Diese irreversible Reaktion in den Mitochondrien führt die C-Atome dem Citratzyklus oder der Lipidsynthese zu.

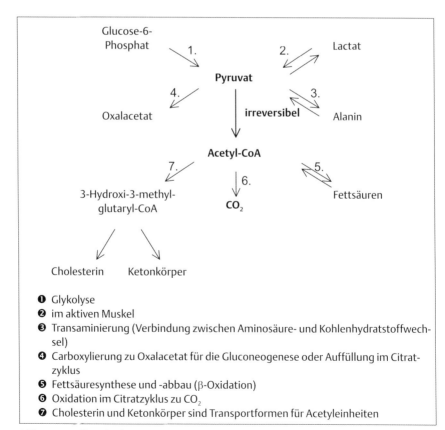

❶ Glykolyse
❷ im aktiven Muskel
❸ Transaminierung (Verbindung zwischen Aminosäure- und Kohlenhydratstoffwechsel)
❹ Carboxylierung zu Oxalacetat für die Gluconeogenese oder Auffüllung im Citratzyklus
❺ Fettsäuresynthese und -abbau (β-Oxidation)
❻ Oxidation im Citratzyklus zu CO_2
❼ Cholesterin und Ketonkörper sind Transportformen für Acetyleinheiten

Abb. 57: Stoffwechselwege von Pyruvat und Acetyl-CoA.

C. Acetyl-CoA

Entsteht durch

- oxidative Decarboxylierung von Pyruvat
- β-Oxidation von Fettsäuren
- aus ketogenen Aminosäuren

Ihm stehen im Stoffwechsel 3 Wege zur Verfügung (siehe auch Abb. 57):

- ▶ Oxidation im Citratzyklus zu CO_2
- ▶ Bildung einer C_6-Einheit aus 3 Molekülen als Vorstufe des Cholesterins und der Ketonkörper (Transportform für Acetyleinheiten zwischen Leber und peripheren Geweben)
- ▶ kann in Form von Citrat zur Fettsäuresynthese ins Cytosol transportiert werden

Hinweis   Acetyl-CoA kann nicht in Pyruvat umgewandelt werden. Säuger können also keine Kohlenhydrate aus Lipiden synthetisieren!

5.3.5   Stoffwechselprofile der wichtigsten Organe

Die Stoffwechselvorgänge in Gehirn, Muskel, Fettgewebe und Leber sind höchst unterschiedlich und werden deshalb noch einmal aus der jeweiligen Sicht dargestellt.

5.3.5.1 Nervengewebe – Gehirn

Aufbau

Das Nervengewebe besitzt einen hohen Gehalt an polaren Lipiden (Phospho- und Glykolipiden), vor allem in den Myelinscheiden der weißen Substanz im ZNS. Der hohe Choleseringehalt im ZNS dient wahrscheinlich zur Stabilisierung von Membranen.

Das Gehirn ist reichlich durchblutet. Jedoch besteht zwischen dem Blutplasma und dem Gehirn eine Permeabilitätsbarriere, die sogenannte Blut-Hirn-Schranke. Für die meisten niedermolekularen Stoffe und Proteine ist sie durchlässig. Fettsäuren, die im Blut an Albumin gebunden transportiert werden, können diese Schranke jedoch nicht passieren.

Aufgaben

Das Nervensystem dient der Signalübertragung. Die Reizung und Erregung der Neuronen erfolgt durch Ionenströme an der Plasmamembran. Daran sind Ionenkanäle und das Membranpotential beteiligt (siehe „Natrium-Kalium-Pumpe").

Die Übertragung der Erregung von Nervenzelle zu Nervenzelle geschieht durch **Neurotransmitter**, die von Synapsen abgegeben werden und die postsynaptische Membran chemisch reizen. Acetylcholin ist der wichtigste Neurotransmitter.

Stoffwechsel

Glucose ist praktisch der einzige Brennstoff, den das menschliche Gehirn verwerten kann, außer während langer Hungerperioden. Es besitzt nur sehr geringe Glykogen-Vorräte und ist deshalb auf eine ständige Versorgung mit Glucose angewiesen.

▶ Der **Stoffwechsel** ist in hohem Maße von der **Sauerstoff-Zufuhr** abhängig. Das menschliche Gehirn verbraucht etwa 20 % des insgesamt vom Organismus aufgenommenen Sauerstoff, obwohl es nur 2 % des Körpergewichts ausmacht. Die Glucose wird insulinunabhängig aufgenommen und überwiegend aerob zu CO_2 und H_2O verstoffwechselt.
Es verbraucht täglich etwa 120 g Glucose und ist mit 60 % am Gesamtumsatz des ruhenden Organismus beteiligt. Sobald sich der Plasmaglucosespiegel unter 40 mg/dl bewegt, verlangsamt sich die Glykolyse. Bewusstlosigkeit tritt ab 30 mg/dl Glucose innerhalb Sekunden ein und führt in Minuten zu irreversiblen Schäden, die schnell mit dem Tod enden.
Bei pathologischen Ketonkörperkonzentrationen kann der Blutzuckerspiegel auf 10 mg/dl sinken bevor Bewusstlosigkeit eintritt.

▶ Im Hungerzustand ersetzen Ketonkörper teilweise die Glucose als Energielieferant. Die Spaltung von Acetoacetat liefert zwei Moleküle Acetyl-CoA, die in den Citratzyklus eintreten können.

▶ Fettsäuren können vom Gehirn nicht verwertet werden, da sie im Plasma an Albumin gebunden sind und die Blut-Hirn-Schranke nicht passieren können. Im Prinzip sind Ketonkörper transportable Äquivalente von Fettsäuren. Die Umschaltung auf Ketonkörper liefert im Hungerzustand einen wichtigen Beitrag zur Verringerung des Proteinabbaus (siehe Kap. 5.2.3.1).

▶ Vitamin B_1 und B_6 sind wichtig für den Glutaminsäurestoffwechsel zur Eliminierung des äußerst neurotoxischen Ammoniaks:

$$\text{Glutaminsäure} + NH_3 \rightarrow \text{Glutamin (Säureamid)}$$

5.3.5.2 Muskulatur

Aufbau

Das Muskelgewebe besteht aus Faserproteinen, dem Aktin und Myosin. Außerdem aus roten und weißen Muskelfasern mit unterschiedlichen Spezialisierungen. Myoglobin ist der Sauerstoff-Träger in den Muskelzellen. Weiße Muskelfasern erscheinen aufgrund ihres relativ geringen Myoglobin-Gehaltes hell. Dem gegenüber weisen Muskeln, die Dauerleistung vollbringen einen hohen Myoglobin-Gehalt auf und sind rot.

Der regelmäßige Aufbau der Skelettmuskulatur gibt ihr lichtmikroskopisch ein *quergestreiftes* Aussehen. Sie wird von der vegetativ innervierten *glatten* Muskulatur unterschieden. Der Herzmuskel stellt eine Sonderform der quergestreiften Muskulatur dar.

Aufgaben

Muskeln wandeln chemische Energie in mechanische Arbeit um. Als Quelle ihrer chemischen Energie dient ATP. Es wird durch den Stoffwechsel im Muskel selbst erzeugt.

Stoffwechsel

Die wichtigsten Brennstoffe für die Muskulatur sind Glucose, Fettsäuren und Ketonkörper. Die Stoffwechselwege sind:

→ Aerob: Glykolyse, β-Oxidation, Citratzyklus, Atmungskette
→ Anaerob: Glykolyse, Cori-Zyklus

▶ Muskeln besitzen im Gegensatz zum Gehirn einen beträchtlichen Glykogenvorrat. Tatsächlich sind ¾ des gesamten Glykogens in der Muskulatur gespeichert. Der Glykogengehalt kann nach einer Mahlzeit 1 % betragen. Dieses wird zur Weiterverwertung innerhalb der Muskelzelle zu Glucose-6-phosphat abgebaut. Der Muskel besitzt keine Glucose-6-phosphatase und gibt daher keine Glucose an das Blut ab. Er hält die Glucose für plötzliche Aktivitäten zurück.
Synthese und Abbau der Kohlenhydrat-Speicher im Muskel unterliegen einer hormonellen Kontrolle. Insulin fördert die Aufnahme von Glucose und die Synthese von Glykogen, während Catecholamine über einen erhöhten AMP-Spiegel den Abbau stimulieren.

▶ Im Muskelgewebe kann wegen Fehlens der entsprechenden Enzyme keine Gluconeogenese stattfinden.

▶ Im **aktiv kontrahierenden Skelettmuskel** ist die Geschwindigkeit der Glykolyse weit höher als die des Citratzyklus. Ein Großteil des gebildeten Pyruvats wird deshalb zu Lactat reduziert, das zur Leber transportiert und dort in Glucose umgewandelt wird (Cori-Zyklus). Zusätzlich entsteht im aktiven Muskel durch die Transaminierung von Pyruvat viel Alanin. Alanin kann wie Lactat in der Leber zu Glucose umgewandelt werden. 30 % der löslichen Proteine des Muskels sind Enzyme für die Glykolyse.

▶ Das Stoffwechselverhalten des **ruhenden Muskel** ist ganz anders. Hier sind Fettsäuren der Hauptbrennstoff.

▶ Der **Herzmuskel** kann auch Ketonkörper verwenden. Tatsächlich zieht er sogar Acetoacetat der Glucose vor.

▶ Auch bei völliger Stoffwechselblockade wurde ATP gefunden. Das macht die Muskelzelle über das Kreatinphosphat, den Kreatinstoffwechsel:

$$\text{Kreatinphosphat} + \text{ADP} \rightarrow \text{Kreatin} + \text{ATP}$$

Damit stellt Kreatinphosphat eine Energiereserve dar, die schnell ATP liefert. In der Erholungsphase läuft die Reaktion entgegengesetzt ab.

Bedeutung Die muskeltypischen Enzyme Creatinkinase CK und Phosphokinase CPK werden für die **Herzinfarktdiagnostik** eingesetzt.

5.3.5.3 Fettgewebe

Aufgaben Die im Fettgewebe gespeicherten Triacylglyceride sind ein enormer Brennstoffvorrat. Das Fettgewebe ist auf die Veresterung von Fettsäuren und auf ihre Freisetzung aus Triacylglyceriden spezialisiert, während die Leber für die Fettsäuresynthese verantwortlich ist. Das Fettgewebe aktiviert die Fettsäuren und überträgt die entstehenden Acyl-CoA-Derivate auf Glycerin, genauer auf Glycerin-3-phosphat (siehe Abb. 58).

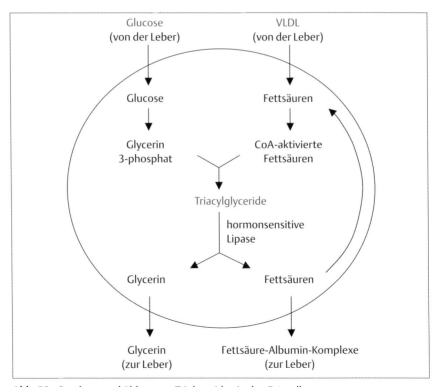

Abb. 58: Synthese und Abbau von Triglyceriden in den Fettzellen.

Die Fettzellen können jedoch Glycerin nicht phosphorylieren, weil ihnen die Kinase fehlt. Sie brauchen Glucose zur Triacylglyceridsynthese. Der Glucosespiegel im Inneren der Fettzellen ist also ausschlaggebend, ob Fettsäuren an das Blut abgegeben werden.

Die Fette werden in den Fettzellen ständig hydrolysiert und resynthetisiert.

5.3.5.4 Leber

Aufgaben

Die Leber hat eine **zentrale Rolle im Gesamtstoffwechsel.** Sie kann fast alle bekannten Stoffwechselreaktionen durchführen, sodass eine künstliche Leber nicht denkbar ist.

▶ Die Stoffwechselvorgänge der Leber sind von entscheidender Bedeutung für die Versorgung des Gehirns, der Muskulatur und anderer peripherer Organe mit Brennstoffen. Sie bewirkt die Konstanthaltung des Blut-Glucosespiegels.

▶ In ihr finden Entgiftungsvorgänge statt und sie ist eine exokrine Drüse für die Galle. Sie baut Cholesterol zu Gallensäuren und den Blutfarbstoff zu Gallenfarbstoffen ab.

▶ Die meisten im Verdauungstrakt resorbierten Stoffe passieren die Leber, die auf diese Weise die Konzentration zahlreicher Metaboliten im Blut kontrollieren kann. Sie produziert die meisten Proteine für das Blutplasma.

Stoffwechsel

▶ Die Leber nimmt Glucose auf, verwandelt sie in Glykogen und mobilisiert umgekehrt daraus wieder Glucose. Oder sie synthetisiert Glucose mit Hilfe der Gluconeogenese. Die wichtigsten Vorstufen für die Glucose sind Lactat und Alanin aus dem Muskel, Glycerin aus dem Fettgewebe und glucogene Aminosäuren aus der Nahrung. Die Leber liefert die Glucose an das Blut.

▶ Die **Leber** steht im **Mittelpunkt des Fettstoffwechsels.** Sind reichlich Brennstoffe vorhanden, synthetisiert die Leber Fettsäuren, verestert sie und gibt sie dann in Form von Lipoproteinen sehr geringer Dichte VLDL an das Blut ab. Im Hungerzustand wandelt die Leber in der mitochondrialen Matrix Fettsäuren in Ketonkörper um.

▶ Für ihren eigenen Energiebedarf zieht die Leber Ketosäuren aus dem Aminosäureabbau der Glucose vor. Die Glykolyse in der Leber dient hauptsächlich der Gewinnung von Bausteinen für Biosynthesen. Auch Acetoacetat kann sie nicht verwerten, da ihr ein Enzym dazu fehlt. Die Leber verzichtet also auf die Brennstoffe, die sie an Muskel und Gehirn abgibt!

Bedeutung

Eine pathologische Störung der Galleproduktion führt zum Übertritt von Bilirubin ins Blut und damit zu Gelbsucht = *Ikterus*. Beim **intrahepatischen Ikterus** ist die Ursache ein erhöhter Zerfall von Erythrozyten z. B. bei Thalassämie oder hämolytischer Anämie. Häufiger ist ein **posthepatischer Ikterus** durch Verschluss der Gallenwege bei Gallensteinen.

5.3.6   Hormone als Regulatoren des Brennstoffmetabolismus

Definition   Hormone sind chemische Signalstoffe. Sie werden in spezialisierten Zellen gebildet und wirken meist nach einem Transport über die Blutbahn auf die Zellen ihrer Erfolgsorgane, wo sie Regulationsfunktionen erfüllen.

Bedeutung   Das Hormonsystem übermittelt wie das Nervensystem Signale und bedient sich dafür chemischer Botenstoffe, den Hormonen. Wichtige Hormone bei der Kontrolle des Energiestoffwechsels sind Insulin, Glucagon, Adrenalin und Noradrenalin.

A. Insulin

Insulin wird in den β-Zellen des Pankreas gebildet. Im wesentlichen signalisiert es den Zustand der Sättigung und wird dann ausgeschüttet. Es stimuliert auf verschiedenen Wegen die Brennstoffspeicherung und die Proteinsynthese.

- Es fördert den Eintritt von Glucose in Muskel- und Fettzellen.
- Die Glykogensynthese, sowohl im Muskel als auch in der Leber, wird stimuliert.
- Es beschleunigt die Fettsäuresynthese in der Leber.
- Die Aufnahme verzweigter Aminosäuren im Muskel wird gefördert → Proteinsynthese
- Der Proteinabbau wird gehemmt.

B. Glucagon

Glucagon aus den α-Zellen des Pankreas wird bei niedrigem Blutzuckerspiegel freigesetzt und wirkt hauptsächlich in der Leber.

- Es stimuliert den Glykogenabbau und hemmt die Glykogensynthese.
- Es hemmt die Fettsäuresynthese durch Verminderung der Pyruvatproduktion.
- Es stimuliert die Gluconeogenese und hemmt die Glykolyse.

Das Endergebnis aller Glucagoneffekte ist eine erhöhte Glucosefreisetzung durch die Leber. Ebenso wird die Lipase in den Fettzellen aktiviert, die die Fette mobilisiert und Fettsäuren freisetzt (siehe Abb. 58).

C. Adrenalin und Noradrenalin

Beide werden vom Nebennierenmark gebildet und als Antwort auf einen niedrigen Blutglucosespiegel freigesetzt. Beide Hormone leiten sich von der Aminosäure Phenylalanin ab.

Sie wirken ähnlich wie Glucagon, nur dass der Effekt im Muskel größer ist als in der Leber (siehe auch Glykolyse in Kap. 5.3.1). Außerdem bewirken sie eine Hemmung der Glucoseaufnahme im Muskel, der statt dessen vom Fettgewebe freigesetzte Fettsäuren als Brennstoff benutzt.

Adrenalin regt die Glucagonfreisetzung im Pankreas an.

D. Glucocorticoide

Die Glucocorticoide, zu denen das Cortisol und das Corticosteron gehören, beeinflussen den Stoffwechsel. In der Nebennierenrinde werden außerdem noch die Mineralocorticoide für den Na^+/K^+-Haushalt mit dem Aldosteron als wichtigstem Vertreter, synthetisiert.

Die Glucocorticoide wirken vor allem auf den Glucose- und den Proteinstoffwechsel:

- Sie fördern die Gluconeogenese aus den Aminosäuren, die durch Proteinabbau freigesetzt werden, indem sie die Neubildung von Enzymen der Gluconeogenese und des Aminosäurestoffwechsels anregen.
- Im Proteinstoffwechsel fördern sie den Proteinabbau im Muskel und die RNA- und Protein-Biosynthese in der Leber. Man beobachtet eine negative Stickstoffbilanz, der Stickstoff wird als Harnstoff ausgeschieden.
- In höheren Dosen unterdrücken sie die Antikörperbildung durch Hemmung der Proteinbiosynthese in den lymphatischen Organen (= *immunsuppressive Wirkung*).
- Sie besitzen eine entzündungshemmende Wirkung.

6 Replikationssysteme

Definition
Replikation ist die identische Duplikation der Erbinformation und die spezifische Herstellung von Molekülen, speziell den Proteinen, mit Hilfe der Gene.

Bedeutung
Für das Wachstum, die Zellteilung, die Proteinsynthese und auch die Stoffwechselvorgänge müssen die **Informationen** gespeichert werden, wie alles ablaufen und was synthetisiert werden soll. Diese Informationen sind in der DNA gespeichert.

6.1 Desoxyribonucleinsäure DNA

Definition
Nucleinsäuren sind chemisch Polynucleotide, aufgebaut aus heterozyklischen Basen, Kohlenhydrat und Phosphorsäure. (Nucleus = Zellkern, Nucleotid = Zellkernbestandteil). In der DNA steckt die genetische Information in Form der Primärstruktur der Proteine, und damit die Kenntnis über alle chemischen Vorgänge, die den gesamten Menschen widerspiegeln.

Einteilung
Nach Art des Kohlenhydrats werden unterschieden
▶ **DNA** bzw. **DNS**: **D**esoxoribo**n**ucleinsäure bzw. –**a**cid
▶ **RNA** bzw. **RNS**: Ribonucleinsäure
Wobei nur noch die internationale Nomenklatur RNA/DNA benutzt werden soll.

Herleitung
Bausteine für die DNA und RNA sind die Nucleinsäuren und die Grundbausteine davon sind die stickstoffhaltigen Basen (siehe Kap. 2.2). Es sind folgende Basen enthalten, die oft auch mit einem einfachen Kürzel angegeben werden,

▶ Pyrimidinbasen mit einen N-haltigen sechser-Ring: Code
    Uracil (nur in RNA)   U
    Thymin (nur DNA)   T
    Cytosin (DNA u. RNA)   C
▶ Purinbasen mit einer doppelten Ringstruktur:
    Adenin (DNA u. RNA)   A
    Guanin (DNA u. RNA)   G

Diese Basen sind die Grundbausteine für die Nucleotiden aller Lebewesen die es gibt.

HO—CH$_2$O   OH   HO—CH$_2$O   OH

OH   OH   OH
β-D-Ribose   β-D-Desoxyribose

Werden diese Basen an einen Zucker geknüpft, erhält man ein *Nucleosid*.

Zum Beispiel: Adenin + Ribose = Adenosin

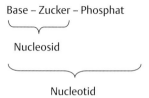

Adenosin (A)

Wird an dieses Nucleosid eine Phosphatgruppe gebunden, erhält man ein *Nucleotid*. Im Fall des Adenosin das Adenosinmonophosphat AMP. An der Ribose kann aber jede andere der Basen gebunden sein.

Base – Zucker – Phosphat

Nucleosid

Nucleotid

▶ Die **Nucleotide** bestehen also aus einer Base, der Ribose und einem Phosphatrest.

Werden nun verschiedene Nucleotide aneinandergesetzt erhält man eine Kette mit einem Rückgrat aus Zuckern, die über eine Phosphatgruppe verbunden sind. Daran hängen alle Basen, die in ihrer Reihenfolge mit Hilfe ihres Codes (s.o.) angegeben werden, z.B. als AATCACGTA . . .

Wie bei den Proteinen wird diese Reihenfolge der Basen *Primärstruktur* genannt. Sie beinhaltet die genetische Information.

▶ Die dreidimensionale Struktur wurde 1953 von James Watson und Francis Crick entdeckt und sie stellt eine Doppelhelix dar (siehe Abb. 59).

Die Doppelhelix besteht aus zwei antiparallelen helixförmigen Strängen. Die Purin- und Pyrimidinbasen ragen ins Innere und sind durch Wasserstoffbrückenbindungen verbunden. Die negativen Ladungen der Phosphatgruppen ragen nach außen. Ein Strang ist immer das genaue Gegenstück des anderen. Aus sterischen Gründen (Platzgründe, siehe Abb. 59) ist immer eine Purin- mit einer Pyrimidinbase verknüpft.

Adenin ist immer mit Thymin gepaart und Guanin mit Cytosin. Die Sekundärstruktur ist die Folge der komplementären/gepaarten Basen und die Tertiärstruktur die räumliche Anordnung als Doppelhelix.

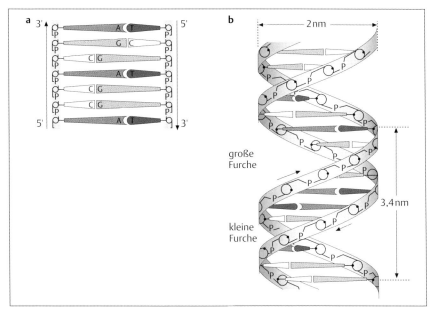

Abb. 59: Basenpaarung der komplementären DNA-Stränge. O ist der Zuckerring, P die Phosphorsäure. In b ist die räumliche Struktur aufgezeigt.

Bedeutung

1944 wurde entdeckt, dass die DNA die **genetische Information** überträgt. Die Erbfaktoren oder Gene sind auf den Chromosomen lokalisiert und werden nach den Mendelschen Gesetzen vererbt. Damit kommen wir zur genetischen Information:

▶ Ein *Gen* ist die kleinste Einheit der Vererbung auf der DNA. Das ist die Sequenz bzw. der Abschnitt an welchem ein vollständigen Protein codiert ist.

▶ Ein *Genom* ist die Gesamtheit der Gene, ein vollständiger Satz der Gene im Chromosomensatz.

▶ Der **genetische Code** ist die Beziehung zwischen der Basensequenz in der DNA und der Aminosäure-Sequenz in einem Protein. Eine Sequenz von 3 Basen spezifiziert eine Aminosäure. Ein sogenanntes *Codon* ist die Grundeinheit des Genetischen Codes. Es gibt 64 Codons für die 20 Aminosäuren. Für manche Aminosäuren gibt es mehrere Codons. Das korreliert mit der Häufigkeit der Aminosäuren in Proteinen. Außerdem gibt es Stopp-Signale für die Kettentermination. Alle 64 Codons sind heute entschlüsselt.

▶ DNA-Moleküle müssen sehr lang sein um die große Anzahl von Proteinen zu codieren, deshalb sind sie gefaltet und verknäuelt (Quartärstrukur).
Das Escherichia Coli Bakterium hat zum Beispiel eine DNA mit 4 Millionen Basenpaaren, die höchst asymmetrisch ist:
Länge 14×10^5 nm, Breite 2 nm. Die Länge liegt also mit 1,4 mm im makroskopischen, die Breite im atomaren Bereich. Ein Maß für die Länge ist auch die Zahl der Basen mit der Einheit Kilobasen.

▶ Ein einzelner DNA-Strang ist an basische Proteine, die Histone, gebunden und zusammen ergeben sie das Chromatin, das bei der Zellteilung sichtbar ist.

6.1.1   Chromosomen

Definition
Herleitung

Jedes Chromosom enthält ein Molekül DNA, ist also eine **genetische Einheit.**
Das Wort *Chromosom* bezeichnet ursprünglich die schleifenförmigen, stark färbbaren Strukturen, die im Verlauf der mitotischen Zellteilung sichtbar werden. Chromosomen bestehen aus einer DNA, die im Durchschnitt mehr als 10^9 Nucleotide hat. Ein Protein besteht im Durchschnitt aus 200 Aminosäuren, das heißt es werden 600 Nucleotide für seine Abbildung benötigt. Damit ergibt sich ein Informationsspeicher für mehr als 10^6 Proteine auf einer DNA.

Bedeutung

▶ Der Mensch hat **23 Chromosomen** mit 30 Tausend Genen und zusammen 3 Billionen Basenpaaren. Das entspricht bildlich dargestellt 500 Büchern mit je 1500 Seiten.
Der Mensch hat aber nur etwa die doppelte Anzahl an Genen wie die Fruchtfliege oder der Fadenwurm. Trotzdem ist das Repertoire der menschlichen Proteine und ihrer Funktion deutlich komplexer als bei den Wirbellosen. Und die Proteine selbst bestehen aus einer größeren Zahl von Bausteinen.

▶ Mutationen in Genen für Enzym- und Strukturproteine können in fast allen biochemischen Prozessen zu Funktionsveränderungen führen und es können heute schon viele Erkrankungen in Verbindung mit den entsprechenden Chromosomen bzw. Genen gebracht werden (siehe Tab. 14).

6.1.2   DNA-Replikation

Definition

DNA-Replikation ist die Synthese eines neuen DNA-Stranges. Jede Base bestimmt eindeutig ihren gegenüberliegenden Partner und legt damit die Basenfolge im neu synthetisierten Strang fest.

Herleitung

Die genetische Information ist in der DNA als Sequenz der Basen codiert. Für die vollständige und unveränderte Weitergabe der Informationen bei der Zellteilung ist eine identische Replikation notwendig. Die Übertragung dieser Information ist durch das System der Basenpaarung, das von Watson und Crick entdeckt wurde, möglich. Die Aneinanderlagerung komplementärer (zu einander gehörender) Basen führt zu einer festgelegten Basenstruktur und Reihenfolge in der Doppelhelix.

▶ 1958 wurde das Enzym isoliert, das die DNA-Synthese katalysiert, es wurde DNA-Polymerase genannt. Heute kennt man die Polymerasen I,II,III.

Insgesamt ist die Replikation ein Zusammenspiel von 20 Proteinen und läuft in folgenden Schritten ab:

▶ Der DNA-Strang wird aufgewunden und enzymatisch geöffnet.
▶ Die neue Kette wird von einer Primase gestartet
▶ Die DNA-Polymerase III addiert über eine Phosphatgruppe vom ATP Desoxiribonucleotide an die OH-Gruppe des Primers.
▶ Wenn die gesamte genetische Information abgelesen ist, werden die einzelnen synthetisierten Fragmente durch die DNA-Ligase verknüpft.
▶ Die **DNA-Polymerase** braucht eine Matrize, einen Einzelstrang oder unterbrochenen Doppelstrang. Sie katalysiert die Bildung einer Phosphodiesterbrücke

nur dann, wenn die Base des neuen Nucleotids zu der Base auf dem Matrizen-
strang komplementär ist.

Chromosom-Nr.	Basenpaare in Millionen	Auswahl möglicher Erkrankungen
1	263	Katarakt, Porphyrie, Non-Hodgkin-Lymphom
2	255	Pankreatitis, Muskeldystrophie
3	214	Dopamin-Rezeptoren
4	203	Parkinson Typ I
5	194	Magen-, Dickdarmkrebs, Asthma
6	183	Epilepsie, Atopie, Makuladegeneration
7	171	Darmkrebs, Cardiomyopathie, Bluthochdruck
8	155	Glaukom, Epilepsie
9	145	Fructoseintoleranz, Porphyrie. Leukämie
10	144	Prostata-Krebs, Diabetes, Leukämie
11	144	Prostata-Krebs, Diabetes, Osteoporose
12	143	Alzheimer, Lupus Erythematodes
13	114	Lungenkrebs, Brustkrebs, Morbus Wilson
14	109	Immunschwäche, M. Meniere
15	106	Muskeldystrophie, Epilepsie, CLL,
16	98	Atopie, Wilms-Tumor, GABA-Transaminase
17	92	Katarakt, Neuroblastom
18	85	Schizophrenie, M. Paget
19	67	grünblaue Augenfarbe, Alzheimer
20	72	Thrombophilie, Brustkrebs, Gigantismus, CFJ
21	50	Down-Syndrom, Brustkrebs,
22	56	Ewing-Sarkom, Schizophrenie, teilw. Epilepsie
x	164	Migräne, Diabetes, Hämophilie, Melanom
y	59	geschlechtsbestimmendes Chromosom

Tab. 15: Die Chromosomen sind geordnet nach ihrer Größe benannt. Für viele
Erkrankungen wurde eine Disposition durch einen genetischen Defekt gefunden.

Die Polymerase kann außerdem Fehler korrigieren und falsch eingebaute Nucleotide entfernen (Sie katalysiert auch die Hydrolyse). Insgesamt findet man nur
eine Mutationsrate von 10^{-10} pro Basenpaar und Generation.
Die Polymerase III addiert 1000 Nucleotide pro Sekunde, die Polymerase I nur 10.
Die Funktion der Polymerase II ist noch nicht bekannt.

Bedeutung   Mutationen sind Veränderungen der Informationen, die in der DNA gespeichert
sind. Viele Krebsarten entstehen durch fehlerhafte DNA-Reparatur, und können
durch vererbbare Enzymdefekte auch weitergegeben werden (z.B. Brustkrebs).

▶ **Hämophilie A** und **B** ist die **Bluterkrankheit**, bei der durch Mangel der Blut-
gerinnungsfaktoren VIII und IX ein Blutgerinnungsdefekt verschiedenen
Schweregrades auftritt. Ursache ist ein Defekt im X-Chromosom, der x-chro-
mosomal rezessiv vererbt wird und deshalb nur Männer betrifft.

▶ Die Faktor V **Leiden-Krankheit** entsteht durch eine sogenannte *Punkt-Muta-tion*, das heißt, es ist nur eine Base in einem Chromosom ausgetauscht. Dieser Defekt führt zu einer leichteren Blutgerinnung und damit zu einer verstärkten Neigung zu Thrombosen.

▶ **Krebsformen** können auch durch Einwirkung toxischer Chemikalien entstehen. Viele potenzielle Karzinogene lassen sich deshalb aufgrund ihrer mutagenen Wirkung auf Bakterien entdecken, mit Hilfe des Ames-Tests:
Eine Petrischale enthält eine Agarschicht mit einem Salmonella-Mutanten, der kein Histidin produzieren kann und ohne diese Aminosäure nicht wachsen kann. Er mutiert bei der Zellteilung zum Teil zurück und kann sich deshalb wieder vermehren. Wenn unter Einfluss der untersuchten Chemikalien eine stärkere Mutation auftritt, bekommt man auch ein stärkeres Bakterienwachstum.

▶ Schäden in der DNA, wie z. B. durch UV-Licht, werden ständig repariert, da die verlorengegangene Information durch den anderen Strang wieder ersetzt werden kann.

6.2   Synthese von Proteinen

Definition

Die Gene bestimmen, welche Art von Proteinen eine Zelle synthetisiert. Die DNA ist jedoch nicht die direkte Matrize für die Proteinsynthese. Diese Aufgabe erfüllen die RNA-Moleküle als sogenannte „Arbeitskopie" (entdeckt in den 50er Jahren).

Herleitung

Das älteste Polynucleotid der Erdgeschichte ist die RNA. Die DNA ist etwas später entstanden. (Desoxyribose = die Ribose hat eine O/OH-Gruppe weniger, s.o.). Außerdem enthält die RNA Uracil, das in der DNA durch Thymin ersetzt ist.
Mittlersubstanz zwischen der DNA und dem neuen Protein ist eine informationstragende RNA, die sogenannte *Messenger-RNA* (Boten-RNA), abgekürzt m-RNA.
Die Proteinsynthese läuft also in zwei Schritten ab (siehe auch Abb. 60):

DNA → **Transkription** → RNA → **Translation** → Protein

▶ Die Transkription ist die Umschreibung der Information auf die m-RNA, einem Einzelstrang als Informationsüberträger. Andere RNA-Moleküle sind ebenfalls Teile der Proteinsynthesemaschine. Dazu gehören die
→ transfer-RNA (t-RNA)
→ ribosomale-RNA (r-RNA)
Alle Formen werden von RNA-Polymerasen synthetisiert, die ihre Anweisungen von den DNA-Molekülen erhalten.
Prinzipiell folgt die Transkription den gleichen Gesetzen wie die Replikation. Es wird jedoch

Uracil   → statt Thymin   → und
Ribose   → statt Desoxiribose → eingebaut.

Die Transkription führt zu einer m-RNA, t-RNA und r-RNA.

▶ Die **Proteinsynthese**, das heißt, die Translation, findet an den Ribosomen statt, die die gesamte Maschinerie für die Übersetzung des Basencodes enthalten und als riesenhafte Multi-Enzym-Komplexe aufgefasst werden können.

Die m-RNA wandert durch die Kernmembran in das Cytoplasma und lagert sich an die Ribosomen an. Die 20 Aminosäuren für die Proteinsynthese werden über Adaptermoleküle an die m-RNA angedockt. Adapter ist die t-RNA, die sich über Wasserstoffbrücken spezifisch an die m-RNA bindet.

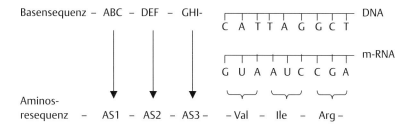

Basensequenz – ABC – DEF – GHI-   DNA
                        C A T T A G G C T

                                        m-RNA
                        G U A A U C C G A

Aminos-
resequenz – AS1 – AS2 – AS3 –   – Val – Ile – Arg –

Bedeutung

▶ **Viren** sind die kleinsten Einheiten, die die Fähigkeit zur identischen Replikation und Mutation aufweisen. Einfache Viren bestehen nur aus Nucleinsäure und Protein, sind chemisch gesehen also Nucleoproteine.

Viren sind also auf den Stoffwechsel der Wirtszellen angewiesen. Deshalb sind

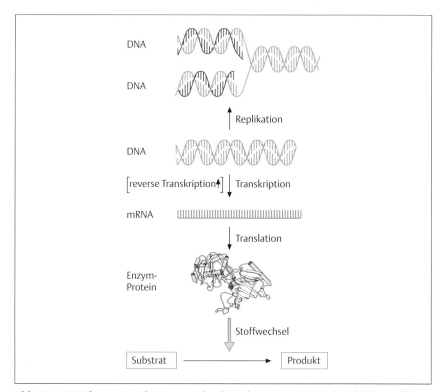

Abb. 60: Die Informationsübertragung durch Nucleinsäuren. Nach oben die identische Replikation und nach unten der Informationsfluss über m-RNA und Protein.

sie auch nicht auf künstlichen Nährböden anzüchtbar, sondern lassen sich nur in lebenden Zellen vermehren.

Nach der Natur der Nucleinsäure unterscheidet man **RNA-** und **DNA-Viren.** Soweit sie RNA als genetisches Material enthalten, gehören sie zu den *Retroviren*, die sich über eine komplementäre DNA im Wirtsgenom vermehren.

Auch die DNA mancher Tumorviren kann in das Genom der Wirtszelle eingebaut werden.

▶ Die molekularbiologischen Erkenntnisse sind auch Grundlage für die Therapie von **Tumorerkrankungen**. Zytostatika, die in der Behandlung eingesetzt werden, sind Hemmstoffe für die Transkription und die Translation.

7 Fragenkatalog

▶ Die Fragen sind nach Themen, entsprechend den Kapiteln, geordnet.
▶ Es gibt Fragen, die mit Text beantwortet werden sollen, andere bei denen chemische Formeln gefragt sind und viele Multiple-Choice-Fragen, damit diese Frageform, die auch in der Heilpraktikerüberprüfung Anwendung findet, geübt werden kann.
▶ Die Antworten werden am Ende in Kapitel 7.2 gegeben.

7.1 Fragen

7.1.1 Was versteht man unter der Oktettregel?

_____ _____

_____

_____

7.1.2 Welche Aussagen sind falsch?

a) Atome sind elektrisch neutral.
b) Ein Kation ist ein Atom, das ein oder mehrere Protonen abgeben kann.
c) Moleküle sind aus Atomen zusammengesetzte Teilchen. Es handelt sich dabei immer um gleiche Atome.
d) Das Anion eines Elements hat mehr Elektronen als das Atom.

☐ keine
☐ a, c
☐ b, c
☐ a, c, d
☐ alle

7.1.3 Erläutern Sie schriftlich oder mit einer Zeichnung das Prinzip der Wasserstoffbrückenbildung anhand zweier Wassermoleküle.

_____

_____

_____

7.1.4 Prüfen Sie die Richtigkeit folgender Aussagen!

a) Katalysatoren werden während ihrer katalytischen Aktivität sehr schnell verbraucht.
b) Katalysatoren erhöhen die Geschwindigkeit von Reaktionen.
c) Katalysatoren setzen die benötigte Aktivierungsenergie herab.
d) Im menschlichen Organismus spielen Katalysatoren eine untergeordnete Rolle.

☐ b und d sind falsch
☐ alle sind richtig
☐ a und b sind richtig
☐ b und c sind richtig

7.1.5 Stellen Sie sich zwei mit wässrigen Lösungen gefüllte Kammern vor, die durch eine semipermeable Membran getrennt sind.
Welche Aussage(n) zur Osmose ist/sind richtig?

a) Je konzentrierter eine Lösung, desto größer ist der osmotische Druck.
b) Am osmotischen Druck sind nur Partikel beteiligt, die die Membran passieren können.
c) Die Lösung, die weniger gelöste Teile enthält, wird als hypotonisch bezeichnet.
d) Der hydrostatische und der osmotische Druck sind gleich gerichtet.
e) Zellmembranen wirken als semipermeable Membran.

☐ a, c, e
☐ c, d, e
☐ a, e
☐ alle

7.1.6   Welche Aussagen sind falsch?

a) Je größer der pH-Wert einer Lösung, desto saurer ist sie.
b) Im menschlichen Körper kommen pH-Werte unter 6,5 nicht vor.
c) Substanzen, die H^+-Ionen abgeben können, werden als Säuren bezeichnet.
d) Wassermoleküle können sich sowohl als Säure, als auch als Base verhalten.
e) Das Auftreten unerwünschter Basenüberschüsse im Blut, kann durch Abatmen von CO_2 verhindert werden (Bicarbonatsystem).

☐ alle
☐ b, c, e
☐ a, b
☐ d, c
☐ a, b, e

7.1.7   Welche Aussage(n) zum pH-Wert in Körperflüssigkeiten sind nicht zutreffend?

a) Der pH-Wert des Magensaftes ist sehr niedrig, wodurch der Aufschluss der Proteine unterstützt wird.
b) Das Vaginalsekret ist basisch. Dies hat zur Folge, dass pathogene Keime sich nur begrenzt vermehren können.
c) Das Blutplasma weist eine große Konstanz des pH-Wertes auf. Schwankungen von 0,3 und mehr haben letale Folgen.
d) Der pH-Wert des Harns kann sowohl im basischen als auch im sauren Bereich liegen. Dies zeigt seine wichtige Rolle bei der Regulation des Säure-Basen-Haushaltes.

☐ keine
☐ b
☐ d
☐ a, d

7.1.8   Welche Aussagen zum Atom (-aufbau) sind richtig?

a) Der Atomkern besteht aus Elektronen und Neutronen.
b) Der Atomkern besteht aus Protonen und Neutronen.
c) Elektronen sind negativ und Protonen positiv geladen.
d) Die positiv geladenen Elektronen umkreisen den Atomkern.

☐ a, b, c
☐ a, d
☐ c, d
☐ b, c

7.1.9   Warum ist Jod-Tinktur ein Desinfektionsmittel?

Hilfestellung: Jod steht im Periodensystem in der 7. Hauptgruppe und ist ein Halogen.

_____

_____

_____

7.1.10   Welche Aussagen zum pH-Wert der Körperflüssigkeiten sind richtig?

a) Der pH-Wert des Magensaftes ist sehr niedrig.
b) Ein wichtiger Puffer im Blut ist der Kohlensäure/Hydrogencarbonat-Puffer.
c) Das Blutplasma weist eine hohe Konstanz des pH-Wertes auf.
d) Der pH-Wert des Darmsafts ist sehr niedrig, wodurch der Aufschluss der Proteine unterstützt wird.

☐ a, b, c
☐ a, d
☐ c, d
☐ b, c

7.1.11   Bei den natürlichen Bädern unterscheidet man Quellen mit verschiedenen Zusammensetzungen. Ordnen Sie die Heilquellen aus Liste 1 den Inhaltsstoffen aus Liste 2 zu!

Liste 1
1) erdige Quellen
2) alkalische Quellen
3) Bitterquellen
Liste 2
a) enthalten Magnesiumsulfat und Natriumsulfat
b) enthalten Natriumcarbonat und Kaliumcarbonat
c) enthalten Calciumcarbonat und Magnesiumcarbonat

☐ 1a, 2b, 3c
☐ 1c, 2b, 3a
☐ 1b, 2c, 3a
☐ 1c, 2a, 3b

7.1.12   Unser Organismus benötigt Jodid vor allem zur Bildung

a) des roten Blutfarbstoffes.
b) der Nebennierenrindenhormone.
c) der Schilddrüsenhormone.
d) der Knochensubstanz.

☐ b und d ist richtig
☐ c ist richtig
☐ a ist richtig
☐ keine ist richtig

7.1.13   Welches sind die Bestandteile der Ausatmungsluft?

a) Kohlendioxid 0,03 %   e) Wasserstoff 4 %
b) Kohlendioxid 4 %   f) Sauerstoff 21 %
c) Stickstoff 76 %   g) Sauerstoff 16 %
d) Stickstoff 78 %

☐ b, d und g
☐ a, c und g
☐ b, c, e und f
☐ a, d, e und g

7.2.1   Nennen Sie je ein Beispiel für eine schwache und eine starke
Säure, die im menschlichen Körper vorkommen.

_____

_____

7.2.2   Benennen Sie drei funktionelle Gruppen mit Angabe der
Strukturformel!

_____

_____

_____

7.2.3   Welche der folgenden Molekülformeln können keinem
gesättigten Kohlenwasserstoff entsprechen?

a) C_2H_6 c) C_2H_4 e) C_7H_{16}
b) C_3H_6 d) C_6H_{12}

☐ a, d
☐ c, d
☐ b, c
☐ b, c, d

7.2.4   Zeichnen Sie die Strukturformel von 3-Ethyl-2,2-
dimethyl-hexan.

7.2.5   Definieren Sie den Begriff der optischen Aktivität von
Molekülen und benennen Sie die Voraussetzung für diese
Erscheinung.

_____

_____

_____

7.2.6   Zeichnen Sie die allgemeine Formel für eine a) Carbonsäure
und ein b) Keton.

7.2.7   Welche Aussagen zur Isomerie sind zutreffend?

a) Fructose ($C_6H_{12}O_6$) und Glucose ($C_6H_{12}O_6$) sind Isomere.
b) Isomere zeichnen sich durch eine identische Struktur bei unterschiedlicher Summenformel aus.
c) Isomere einer Verbindung haben unterschiedliche Eigenschaften.
d) Isomere findet man nur innerhalb homologer Reihen.

☐ alle
☐ a, c
☐ d
☐ b, d

7.2.8   Überprüfen Sie folgende Aussagen zu den Kohlenhydraten!

a) Die Glucose liegt im Blut vorwiegend in der offenen Kettenform vor.
b) Monosaccharide können mit Phosphatbrücken zu Polysacchariden verbunden werden.
c) Lactose hat eine große osmotische Wirkung. Ein Lactase-Mangel kann daher zu einem übermäßigen Einstrom von Flüssigkeit in den Darm führen.
d) Die Verzweigung der Glykogenmoleküle erleichtert die Mobilisierung von Glucoseeinheiten.

☐ alle sind richtig
☐ b und c sind richtig
☐ a und b sind falsch
☐ d ist falsch

7.2.9   Welche Aussagen zu den Proteinen sind zutreffend?

a) Proteine setzen sich aus einem Satz von 20 Aminosäuren zusammen.
b) Diese 20 müssen mit der Nahrung aufgenommen werden. Sie werden daher als essenzielle Aminosäuren bezeichnet.
c) Alle Aminosäuren sind grundsätzlich gleich aufgebaut. Sie unterscheiden sich nur in ihrem organischen Rest.
d) Beispiele für Proteine sind Enzyme und Hämoglobin.

☐ b und d
☐ a und d
☐ a, c und d
☐ keine

7.2.10   Zwei Aminosäuren können miteinander verbunden werden.

a) Wie bezeichnet man den Bindungstyp?
b) Welche Gruppen reagieren miteinander?

_____

_____

7.2.11   Was wird unter der Denaturierung von Proteinen verstanden?

_____

_____

_____

7.2.12   Worauf ist zurückzuführen, dass sich Ethanol in Wasser löst?

_____

_____

_____

7.3.1   Welche Aussagen zu den Enzymen sind falsch?

a) Die Aufgabe von Enzymen ist es, Moleküle zu verändern und neu anzuordnen.
b) Die Wirkungsspezifität wird auch als Schlüssel-Schloss-Prinzip bezeichnet.
c) Die Funktionsweise von Enzymen wird durch physikalische Faktoren wie pH-Wert und Temperatur stark beeinflusst.
d) Jedes Enzym katalysiert nur eine bestimmte Reaktion.

☐ keine
☐ b und d
☐ c und d
☐ a, b und c

7.3.2   Welche Aussagen zu Enzymen sind zutreffend?

a) Enzyme binden ihr Substrat am aktiven Zentrum.
b) Die Tatsache, dass Enzyme nur ein bestimmtes Molekül binden, wird als Wirkungsspezifität bezeichnet.
c) Enzyme haben die Aufgabe Moleküle zu verändern und neu anzuordnen.
d) Enzyme sind derart leistungsfähig, dass Schwankungen des pH-Wertes sich auf die katalytische Aktivität nicht auswirken.
e) Die kompetitive Enzymhemmung basiert auf substratähnlichen Molekülen, die mit dem Substrat um die Bindung am Enzym konkurrieren.

☐ a, c, e
☐ b, c, d
☐ a, d, e
☐ alle

7.3.3   Die Regulation der enzymatischen Aktivität kann unter anderem durch eine Veränderung der Enzymkonzentration erfolgen. Benennen Sie zwei mögliche Ursachen einer Hemmung der Enzymsynthese.

_____

_____

7.4.1   Nennen Sie drei Transportmechanismen durch die Zellmembran.

_____

_____

_____

7.4.2   Welche Aussagen zu Ionengradienten an Zellmembranen treffen zu?

a) Die Potenzialdifferenz ist wichtig für die Erregbarkeit von Nervenzellen.
b) Acetylcholin ist ein Überträgerstoff in Nervenzellen, der die Kaliumkanäle öffnet.
c) Die meisten Zellen haben im Ruhezustand eine niedrige intrazelluläre Natriumkonzentration und eine hohe Kaliumkonzentration.
d) Der Natrium/Kalium-Austausch geschieht durch Diffusion.

☐ a, b, d
☐ b, c,
☐ a, c,
☐ alle

7.5.1   Der Metabolismus lässt sich in Auf- und Abbaureaktionen untergliedern. Nennen Sie hierfür die Fachbegriffe sowie je zwei Beispiele.

_____

_____

_____

_____

7.5.2   Welche Aussagen sind richtig?

a) Die Glykolyse ist eine Folge von Reaktionen in denen Glucose zu Pyruvat umgewandelt wird und geringe Mengen ATP gebildet werden.
b) Die Glykolyse läuft im endoplasmatischen Retikulum ab.
c) Zentrale Aufgaben des Citratzyklus sind die Bildung von AcetylCoA, ATP und Citrat.
d) Zentrale Aufgaben des Citratzyklus sind die Bildung von NADH sowie der Bereitstellung von Biosynthesevorstufen.
e) Der Citratzyklus ist der gemeinsame Stoffwechselweg bei der Oxidation von Fettsäuren, Aminosäuren und Kohlenhydraten.

☐ c, d, e
☐ a, b, e
☐ b, c, d
☐ a, d, e
☐ keine

7.5.3   Welche Aussagen zur Gluconeogenese sind nicht zutreffend?

a) Die Gluconeogenese findet in erster Linie in der Leber statt.
b) Die Gluconeogenese ist ein Stoffwechselweg, der vorwiegend in den Ruhephasen abläuft.
c) AcetylCoA – z.B. aus dem Abbau der Fettsäuren – kann für die Gluconeogenese nicht herangezogen werden, da die oxidative Decarboxylierung (Pyruvat zu AcetylCoA) irreversibel ist.
d) Als Gluconeogenese bezeichnet man die Bildung von Glucose aus Kohlenhydrat-Vorstufen.

☐ a, d, c
☐ b, d
☐ a, b
☐ keine

7.5.4   Welche Aussagen für die Stärke und ihren Abbau sind falsch?

a) Stärke besteht aus Glucose- und Fructoseeinheiten.
b) Die Glucose wird bei der Glykolyse zu Pyruvat abgebaut.
c) Die Zuckereinheiten sind durch α-glycosidische Bindungen verknüpft.
d) Die α-Amylase ist in der Lage β-glycosidische Bindungen zu spalten.

☐ keine
☐ a, c
☐ a, d
☐ a, c, d
☐ alle

7.5.5   Benennen Sie die zwei Stoffwechselwege, die unabhängig von der Art der Nahrung, bei der Verwertung für die Energiegewinnung immer beschritten werden.

_____

_____

7.5.6   Aus welchen Stoffen kann der Organismus Energie gewinnen und wie wird diese gespeichert?

_____

_____

_____

7.5.7   Beschreiben Sie stichwortartig die Aufgabe der Atmungskette.

_____

_____

_____

7.5.8   Beschreiben Sie den Cori-Zyklus.

_____

_____

_____

7.5.9   Welche Aussagen zu Aminosäuren sind zutreffend?

a) Beim Abbau der Aminosäuren entsteht Harnsäure.
b) Glukogene Aminosäuren können in Glucose umgewandelt werden.
c) Sie können zur ATP-Synthese beitragen, da sie in Zwischenverbindungen des Citratzyklus umgewandelt werden können.
d) Ihre Synthese zu Proteinen, z.B. im Muskel, dient der Energiespeicherung.

☐ a, c
☐ b, c
☐ b, d
☐ alle

7.5.10 Welche Aussage(n) zum Glykogen(-stoffwechsel) ist/sind zutreffend?

a) Glykogen ist ein verzweigtes Molekül, das sich aus Glucoseeinheiten zusammensetzt.
b) Der Glykogenstoffwechsel ist bei der Regulation des Blutzuckerspiegels von untergeordneter Bedeutung.
c) Ein hoher Insulinspiegel induziert die Synthese von Glykogen.
d) Glucagon und Adrenalin lösen den Abbau von Glykogen aus.

☐ a, c, d
☐ a
☐ b, d
☐ alle
☐ keine

7.5.11 Beschreiben Sie die Zusammensetzung von Triglyceriden (schriftlich oder als Strukturformel).

_____

_____

_____

7.5.12 Was ist das Endprodukt des Aminosäureabbaus?

_____

_____

7.5.13   Welche allgemeinen Aussagen zum Stoffwechsel sind richtig?

a) Die Bildung von Makromolekülen wird auch als Katabolismus bezeichnet.
b) Unter Anabolismus versteht man Stoffwechselreaktionen, die zur Zerlegung der Nährstoffe führen (Energiegewinnung).
c) Die Gesamtheit der Stoffwechselreaktionen wird auch als Amphibolismus bezeichnet.
d) Die Bildung von beispielsweise organischen Säuren aus Molekül-Bruchstücken nennt man auch Intermediärstoffwechsel.

☐ alle
☐ a und c
☐ d
☐ b

7.5.14   Welche Aussage/n zur Fettverdauung ist/sind richtig?

a) Die Drüsen der Speiseröhre produzieren einen wichtigen Enzymkomplex, der zur Fettverdauung notwendig ist.
b) Die Salzsäure des Magens ist wesentlich am Fettabbau beteiligt.
c) Zur Fettverdauung sind Gallensäuren notwendig.
d) Im Dünndarm wird Fett durch das Pankreasenzym Amylase weiter abgebaut.
e) Im Dickdarm wird Fett durch das Pankreasenzym Trypsin weiter abgebaut.

☐ b
☐ a und e
☐ d
☐ c

7.5.15   1. Insulin hat eine blutzuckersenkende Wirkung,
          weil
          2. das gespeicherte Glykogen bei Bedarf wieder in
          Glucose zurückverwandelt und ins Blut abgegeben
          wird.

☐ Aussage 1 ist richtig, Aussage 2 ist richtig, die Verknüpfung ist richtig.
☐ Aussage 1 ist richtig, Aussage 2 ist richtig, die Verknüpfung ist falsch.
☐ Aussage 1 ist richtig, Aussage 2 ist falsch.
☐ Aussage 1 ist falsch, Aussage 2 ist richtig.
☐ Aussage 1 ist falsch, Aussage 2 ist falsch.

7.5.16   Bei der Gicht ist im Blut häufig erhöht:

    a) ☐ der Harnstoffspiegel
    b) ☐ der Harnsäurespiegel
    c) ☐ der Harnstoff- und Harnsäurespiegel
    d) ☐ weder der Harnstoff- noch der Harnsäurespiegel
    e) ☐ der Calciumspiegel

7.5.17   1. Eine purinarme Diät kann die Entstehung der meisten
      Nierensteine beim Menschen verhindern
      weil
    2. Harnsäure das Endprodukt des Purinstoffwechsels
      ist.

    ☐ Aussage 1 ist richtig, Aussage 2 ist richtig, die Verknüpfung ist richtig.
    ☐ Aussage 1 ist richtig, Aussage 2 ist richtig, die Verknüpfung ist falsch.
    ☐ Aussage 1 ist richtig, Aussage 2 ist falsch.
    ☐ Aussage 1 ist falsch, Aussage 2 ist richtig.
    ☐ Aussage 1 ist falsch, Aussage 2 ist falsch.

7.6.1   Welche Aussagen treffen für die DNA und ihre Replikation zu?

    a) Die DNA besteht aus verknüpften Zuckern, an welche Aminosäuren
      gebunden sind.
    b) Replikation ist die Verdoppelung eines DNA-Stranges.
    c) Transkription ist die Bildung eines neuen DNA-Stranges.
    d) Die Bildung eines Eiweißes erfolgt über eine mRNA.

    ☐ b und d
    ☐ a und c
    ☐ a und d
    ☐ c und d

7.7   Antworten

Zu 7.1.1   Was versteht man unter der Oktettregel?
Das Bestreben von Atomen, die Elektronenkonfiguration der Edelgase zu erreichen, also ihre Elektronenschale aufzufüllen.

Zu 7.1.2   b, c

Zu 7.1.3   Erläutern Sie schriftlich oder mit einer Zeichnung das Prinzip der Wasserstoffbrückenbildung anhand zweier Wassermoleküle.
Durch die unterschiedliche Elektronegativität der H- und O-Atome wird das Wassermolekül polarisiert. Das O-Atom hat eine negative, das H-Atom eine positive Teilladung. Man erhält ein Dipol, das durch ein anderes Wassermolekül eine elektrostatische Anziehung erfährt.

Zu 7.1.4   b und c sind richtig

Zu 7.1.5   a, c, e

Zu 7.1.6   a, b, e

Zu 7.1.7   b

Zu 7.1.8   b, c

Zu 7.1.9   Warum ist Jod-Tinktur ein Desinfektionsmittel?
Hilfestellung: Jod steht im Periodensystem in der 7. Hauptgruppe und ist ein Halogen.
Desinfektionsmittel zerstören Keime durch Oxidation, d.h. durch Veränderung ihrer molekularen Struktur. Jod ist ein gutes Oxidationsmittel, da ihm nur noch ein Elektron für die Edelgaskonfiguration fehlt, also selbst leicht reduziert wird.

Zu 7.1.10   a, b, c

Zu 7.1.11   1c, 2b, 3a

Zu 7.1.12   c

Zu 7.1.13   b, d und g

Zu 7.2.1   Nennen Sie je ein Beispiel für eine schwache und eine starke Säure, die im menschlichen Körper vorkommen.
Starke Säuren: Salzsäure, Phosphorsäure
Schwache Säuren: Citronensäure, Milchsäure, Äpfelsäure

Zu 7.2.2 Benennen Sie drei funktionelle Gruppen mit Angabe der Strukturformel!

z. B.: Aldehydgruppe, Keton, Hydroxylgruppe, Aminogruppe.

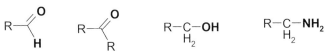

Zu 7.2.3 b, c, d

Zu 7.2.4 Zeichnen Sie die Strukturformel von 3-Ethyl-2,2-dimethyl-hexan.

Zu 7.2.5 Definieren Sie den Begriff der optischen Aktivität von Molekülen und benennen Sie die Voraussetzung für diese Erscheinung.

Unter der optischen Aktivität versteht man die Fähigkeit von Molekülen, die Schwingungsrichtung von polarisiertem Licht zu ändern. Voraussetzung ist das Vorkommen eines asymmetrisch substituierten C-Atoms (Chiralität).

Zu 7.2.6 Zeichnen Sie die allgemeine Formel für a) eine Carbonsäure und b) ein Keton.

a)   b)

Zu 7.2.7 a, c

Zu 7.2.8 a und b sind falsch

Zu 7.2.9 a, c und d

Zu 7.2.10 Zwei Aminosäuren können miteinander verbunden werden.
a) Wie bezeichnet man den Bindungstyp?
b) Welche Gruppen reagieren miteinander?
a) Peptidbindung
b) Die Amino- und die Carboxylgruppe zweier Aminosäuren

Zu 7.2.11   **Was wird unter der Denaturierung von Proteinen verstanden?**
Denaturierung ist die Zerstörung der räumlichen Proteinstruktur.

Zu 7.2.12   **Worauf ist zurückzuführen, dass sich Ethanol in Wasser löst?**
Ethanol besitzt eine polare OH-Gruppe mit einem elektronegativen Sauerstoff. Da der unpolare Kohlenwasserstoffrest relativ kurz ist, löst sich dieser Alkohol in einem polaren Lösungsmittel wie Wasser.

Zu 7.3.1   keine

Zu 7.3.2   a, c, e

Zu 7.3.3   **Die Regulation der enzymatischen Aktivität kann unter anderem durch eine Veränderung der Enzymkonzentration erfolgen. Benennen Sie zwei mögliche Ursachen einer Hemmung der Enzymsynthese.**
– durch eine hohe Konzentration des Endproduktes (Endprodukthemmung)
– durch eine niedrige Konzentration des Substrats
– durch hormonelle Steuerung

Zu 7.4.1   **Nennen Sie drei Transportmechanismen durch die Zellmembran.**
Diffusion, Carrier, Kanäle und Pumpen.

Zu 7.4.2   a, c

Zu 7.5.1   **Der Metabolismus lässt sich in Auf- und Abbaureaktionen untergliedern. Nennen Sie hierfür die Fachbegriffe sowie je zwei Beispiele.**
Katabolismus: z. B.: Abbau von Kohlenhydraten, Proteinen, Fetten, Glykolyse
Anabolismus: z. B.: Aufbau von Muskelproteinen, Fettsynthese, Glykogensynthese

Zu 7.5.2   a, d, e

Zu 7.5.3   b, d

Zu 7.5.4   a, d

Zu 7.5.5   **Benennen Sie die zwei Stoffwechselwege, die unabhängig von der Art der Nahrung, bei der Verwertung für die Energiegewinnung immer beschritten werden.**
Citratzyklus, Atmungskette oder oxidative Phosphorylierung.

Zu 7.5.6 **Aus welchen Stoffen kann der Organismus Energie gewinnen und wie wird diese gespeichert?**
Aus Fetten, Kohlenhydraten und Eiweißen. Die Energie wird in Form von Fett und Glykogen gespeichert.

Zu 7.5.7 **Beschreiben Sie stichwortartig die Aufgabe der Atmungskette.**
Die Bildung von ATP durch Übertragung von Elektronen von NADH auf Sauerstoff.

Zu 7.5.8 **Beschreiben Sie den Cori-Zyklus.**
Im aktiven Skelettmuskel entsteht Lactat, das zur Leber transportiert wird und dort über die Gluconeogenese in Glucose umgewandelt wird. Die Glucose wird wieder zum Muskel transportiert und steht dann zur Energiegewinnung zur Verfügung.

Zu 7.5.9 b, c

Zu 7.5.10 a, c, d

Zu 7.5.11 **Beschreiben Sie die Zusammensetzung von Triglyceriden (schriftlich oder als Strukturformel).**
Ein Triglycerid setzt sich aus einem Molekül Glycerin und 3 Fettsäuren zusammen, die verestert sind.

$$H_2C-O-CO\cdot R$$
$$HC-O-CO\cdot R$$
$$C-O-CO\cdot R$$
$$H_2$$

Zu 7.5.12 **Was ist das Endprodukt des Aminosäureabbaus?**
Harnstoff

Zu 7.5.13 alle

Zu 7.5.14 c

Zu 7.5.15 Aussage 1 ist richtig, Aussage 2 ist richtig, die Verknüpfung ist falsch.

Zu 7.5.16 B der Harnsäurespiegel

Zu 7.5.17 Aussage 1 ist falsch, Aussage 2 ist richtig.

Zu 7.6.1 b und d

8 Anhang

Literaturverzeichnis

Karlson, Peter et al (1994), Biochemie für Mediziner und Naturwissenschaftler, Georg Thieme Verlag, Stuttgart.

Kreutzig, Thomas (1997), Biochemie, Kurzlehrbuch zum Gegenstandskatalog 1, Gustav Fischer Verlag, Stuttgart.

Stryer, Lubert (1999), Biochemie, Spektrum Akademischer Verlag, Heidelberg.

Cornelius, Waltraud (1999) Formula Nahrungs-Supplemente für die orthomolekulare Therapie, Bad Homburg.

Christen, Hans, Rudolf (1977), Grundlagen der organischen Chemie, Verlag Sauerländer, Aarau.

Chromosomen Poster (2000), Human Genom Program, U.S. Department of Energy/Quiagen.

Sachregister

Über die Autorin

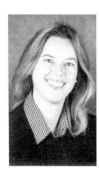

Dr. rer. nat. Petra Schneider, Dipl.-Chemikerin und Heilpraktikerin
Geboren am 11. 12. 1960 in Schwenningen/N

1980	Abitur in Stuttgart
Bis 1987	Chemiestudium in Stuttgart
1989	Promotion an den Deutschen Instituten für Textil- und Faserforschung in Denkendorf
Bis 1999	in der chemischen Industrie tätig
1999	Heilpraktikerprüfung
Seit 2000	selbstständige Heilpraktikerin mit den Schwerpunkten Bioresonanz und Akupunktur